統合失調症を理解する

彼らの生きる世界と精神科リハビリテーション

広沢 正孝　順天堂大学教授・スポーツ健康科学部

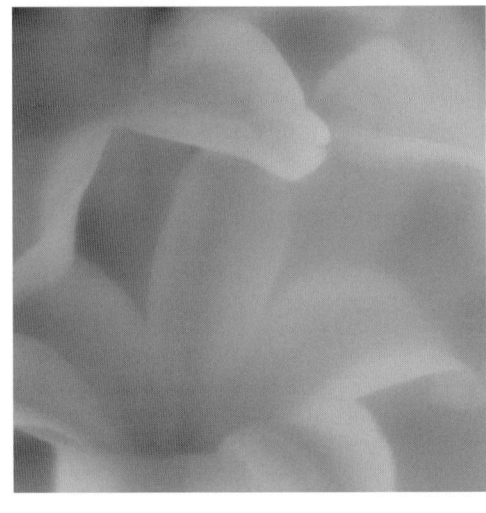

医学書院

■ 広沢正孝（ひろさわ・まさたか）

1985年，東北大学医学部卒業。順天堂大学医学部精神医学教室にて精神医学の研修を受ける。1987年より2年間，加納岩総合病院精神科（現在の日下部記念病院）にて地域精神医療を学んだのち，1989年より順天堂大学医学部附属順天堂越谷病院精神科に勤務する。永田俊彦元教授のもと臨床精神病理学を学び，1992年，医学博士，1996年に同大学医学部講師となる。この間一貫して，急性期精神科医療と精神科リハビリテーション（病院デイケア）に携わる。1998年より同大学医学部附属順天堂医院メンタルクリニックに勤務，2003年に同大学スポーツ健康科学部助教授，医学部精神医学講座助教授となる。そして，同年11月から，同大学スポーツ健康科学部教授，同大学さくらキャンパス学生相談室室長を兼務している。また，日本精神病理・精神療法学会評議員，日本総合病院精神医学会編集委員などを務める。

〔主な編著書・訳書〕
児童精神科の実地臨床（共著）（金剛出版，1994），精神科症例集第4巻（共著）（中山書店，1994），分裂病の病院リハビリテーション（共著）（医学書院，1995），分裂病の精神病理と治療7・8巻（共著）（星和書店，1996，1997），精神分裂病・臨床と病理1・2巻（共著）（人文書院，1998，1999），臨床精神医学講座1・2巻（共著）（中山書店，1998，1999），精神科ケースライブラリー1巻（共著）（中山書店，1998），思春期青年期ケース研究9—暴力と思春期（共著）（岩崎学術出版社，2001），精神医学文献辞典（共著）（弘文堂，2003），子どもの心のケア（共著）（永井書店，2004），稀で特異な精神症候群ないし状態像（共著）（星和書店，2004），カプラン臨床精神医学テキスト第2版（共訳）（メディカル・サイエンス・インターナショナル，2004），現代の子どもと強迫（共編著）（岩崎学術出版社，2005），精神科臨床ニューアプローチ3（共著）（メジカルビュー社，2005），精神医学対話（共著）（弘文堂，2008），成人の高機能広汎性発達障害とアスペルガー症候群（単著）（医学書院，2010）。

統合失調症を理解する	
彼らの生きる世界と精神科リハビリテーション	
発　行	2006年8月1日　第1版第1刷©
	2019年8月1日　第1版第8刷
著　者	広沢正孝
発行者	株式会社　医学書院
	代表取締役　金原　俊
	〒113-8719　東京都文京区本郷1-28-23
	電話 03-3817-5600（社内案内）
組　版	ウルス
印刷・製本	大日本法令印刷

本書の複製権・翻訳権・上映権・譲渡権・貸与権・公衆送信権（送信可能化権を含む）は株式会社医学書院が保有します。

ISBN978-4-260-00227-1

本書を無断で複製する行為（複写，スキャン，デジタルデータ化など）は，「私的使用のための複製」など著作権法上の限られた例外を除き禁じられています。大学，病院，診療所，企業などにおいて，業務上使用する目的（診療，研究活動を含む）で上記の行為を行うことは，その使用範囲が内部的であっても，私的使用には該当せず，違法です。また私的使用に該当する場合でも，代行業者等の第三者に依頼して上記の行為を行うことは違法となります。

JCOPY 〈出版者著作権管理機構　委託出版物〉
本書の無断複製は著作権法上での例外を除き禁じられています。複製される場合は，そのつど事前に，出版者著作権管理機構（電話 03-5244-5088，FAX 03-5244-5089，info@jcopy.or.jp）の許諾を得てください。

推薦の序

　最近の統合失調症のリハビリテーション論は認知行動療法が主流となっている。また，福祉制度としての「障害者自立支援法」では身体疾患のリハビリテーションがモデルとなり，国策として精神科病床の削減が計画されている。ここで決定的なことは統合失調症患者の特異な心理が"置き去り"にされていることである。つまり"障害"を担う"主体"（患者）の自己の様態，そこから世間・他者はいかようにみえ，そして何を思うのか，ここが語られていないのである。

　そこで日々患者に接する医療者や家族の"こころ"には"すきま風"が吹き，ある種の"もどかしさ"を感じているのではなかろうか。本書はまさに，これに応える他に類をみない特異な著書で，統合失調症患者の"こころの形"がわかりやすく見事に描かれている。

　著者広沢正孝君は1985年東北大学医学部を卒業し，同年順天堂大学精神神経科に入局，私が主宰する精神病理学を専攻し，特に統合失調症圏の研究に優れた業績を残している。精神病理学はともすれば"学"と"臨床"が乖離しがちであるが，著者は天性の臨床家であり，本書ではまさに"学"を"臨床の現場"で展開させているのである。

　著者は統合失調症患者の基本障害を平易に解説し，また具体的なリハビリテーション過程における患者の特異な行動特性を記述している。これらは我々が日々患者に接し，戸惑っていた現象ばかりである。これにていねいな精神病理学的考察を加え，患者の不可解な言動の"謎解き"をしてくれる。かつまた，その"対応策"が述べられている。その策はすべてが「快刀乱麻を断つ」ではない。歯切れの悪い筆致もあり，そこには著者の苦渋が読み取れ，同時に暖かなまなざしがある。その詳細な精神病理学的考察からは"共存"という哲学が示唆されよう。また，終章の「終の棲家」論の論述は，統合失調症のリハビリテーションの全体を眺望する"定点"が示されているとも読めるであろう。

　ともあれ，本書に浮き彫りされた事象は薬物療法や認知行動療法の射程圏外にあり，本書が精神医療に携わるすべてのスタッフ，および患者さんのご家族の"後ろ盾"となることを願っている。

2006年6月

元順天堂大学精神科教授
永田　俊彦

第三章　狂騒の巷

序

　精神科医療に従事していると，日々患者さんやその家族からさまざまな相談を受け，しばしば明確な答えを求められる。すなわち「どうしたらいいのですか？」，「どういう風に接したらいいのですか？」といった質問は，医療者であれば日常茶飯に体験するものである。私も精神科医の駆け出しのころは，そのすべてに正確に答えなければならないという義務感で押しつぶされそうになった。書物の中から答えを見つけようとしても，私を満足させてくれるようなものはなかなか見つからず，途方にくれた。

　そのような私にとって心強かったのは，諸先輩やベテランの看護師たちからの薀蓄のあるアドバイスであった。新人時代の私は，その内容の１つ１つに，単なる知識の集積を超えた「神業的発想」を見た。しかし「神業」ゆえか，その発想の出所を本人に求めても，返ってくる答えは常に「長年の経験」，「修行の賜物」といったものであった。

　恩師からはずいぶん文献を紹介してもらった。たしかに豊富な臨床経験と緻密な考察に基づいた文献からは得るところが多かった。ただ常に感じたことは，これらの情報が，膨大な精神科文献の片隅に埋もれていることへの不満であった。つまり，その文献がキーワードとしている難解で謎めいた精神病理用語が，目の前の患者さんの実際の姿となかなか結びつかないのである。実際の日常臨床現場の発想をたよりに，自らその文献にたどり着くことは，どう考えても困難なのである。それを見つける恩師の千里眼にもまた，私は「神業」を見る思いであった。

　医療現場で歳を重ねていけば，後輩の医師や看護師，さらには地域で活動する精神保健福祉士や保健師，ボランティアの方々からも，同様の質問を受ける機会が増えた。いつしかそこで発する私自身の言葉もまた，周囲から「神業」に思われてしまうことすらあったようで，愕然とした。私個人としては，真摯な気持ちで答えを探そうという努力で精一杯であり，常に自分の発する言葉に不安と不全感をもっていたにもかかわらず……。後輩からの，「どうして？」という疑問に，「私の経験からするとそうなのだ」としか答えられない自分に，さらに不全感を募らせた。

　精神医学，精神医療，精神科リハビリテーションの宿命として，完璧な答えは存在しえない。しかし精神科医や看護師の経験や知恵，さらには優れた文献が総体的にまとめられ，個々の患者さんや家族の疑問に対し，「これを読めばそのヒントがつかめる」というような本は必要であると思われる。それは，眼前の患者さんの精神行動特性を，患者さんの生きる世界全体からとらえたうえで，より適切で具体的な「how to 論」を導き出すための核作りのような本である。統合失調症の場合であれば，統合失調症患者の本質をまず全体的に押さえ，かつそれをもとに具体的な状況下（生活の場所，患者さんの性別，患者さんの年齢などを考慮した状況）で，彼

らが「どのように世界を見」,「どのように考えて行動」しているのかを可能な限りとらえ,自ずと自分なりの対応方法を見つけ出せるようなテキストであるともいえよう.

　本書はそのような目的をもって執筆にとりかかった.したがって本書は,今流行のマニュアル本ではない.いくら科学が進歩し,エビデンスが求められ,それに基づいた確か(と思われるよう)なマニュアルができ上がったとしても,それは個々の患者さんを前にして無力なことが多々あるのである.マニュアルとはユニバーサルなものではなく,個々の患者さんとの間の経験をもとに,われわれ自身の中にでき上がってくるものなのであろう.ここで大切になることは,そのマニュアルが,各人の幾多の経験をもとに作られ,眼前の現象を正確かつ柔軟に説明でき,しかもお互いが誤解することなく共有できる可能性をもったものであることである.

　本書では,とりわけ精神病理学分野の緻密な業績をもとに,筆者自身の経験を綴ってみた.記載内容の選択にあたっては,現場で接する家族,医療関係者,福祉関係者から最もよく発せられる疑問を厳選した.また記載にあたっては,臨場感が伝わるように努力した.随所に症例を加えたが,その大多数は筆者が出会った方々をもとに,筆者が創作したものである.実在の症例をもとにした場合にも,本人が特定されぬよう大幅な改定を行った.しかし,逆にその作業によって,現場で多く出会う患者さんの具体像が読者の中に思い浮かべられやすくなったような印象がもたれる.

　本書の執筆を計画してから出版までに2年を要した.執筆中にも精神医療をめぐる環境は大きく変化した.とりわけ2006年4月より適用された障害者自立支援法は,患者さんにも,家族にも,そしてわれわれ現場で働く人間にも大きな混乱を与えている.今こそ,それらに左右されぬ核のようなものを各自がもつことの重要性を痛感させられる.本書の副題に記したごとく,「彼らの生きる世界」を理解しようとする姿勢にこそ,「精神科リハビリテーション」に臨む際の核は存在するのであろう.本書がその核作りに役立てられれば幸いである.そして読者が自らの経験をもとに,これに厚みをもたせていただければ,さらに幸いであると願っている.

　最後になったが,本書が出版にこぎつけられたのは,医学書院書籍編集部の安藤恵氏の激励と巧みな道案内によるところが大きい.ここに厚く御礼を申し上げたい.

　2006年6月

広沢　正孝

目次

第I部　はじめに　1

1 今日の日本の精神科リハビリテーション ……………………………………… 2
　　補足●本書で使用する用語をめぐって ………………………………………… 3
2 統合失調症患者をみる視点――われわれと彼らの価値観の相違を考えているか？ ………… 4
3 統合失調症患者の人柄の解釈――われわれ自身の尺度で彼らを「了解」していないか？ … 6
4 精神科リハビリテーションで使用されるキーワードの解釈――われわれ自身の尺度で
　　キーワードを解釈していないか？ …………………………………………………… 7
5 患者の家族や家庭環境の解釈――患者が家族や家庭を眺める目，家族が患者を眺める目は，
　　われわれが「了解」できるものなのか？ …………………………………………… 9
6 統合失調症患者の本質への迫り方（その1）――精神病理学の重要性とその問題点 …… 11
7 統合失調症患者の本質への迫り方（その2）――具体的なアプローチの方法 ………… 13
8 本書が目指すことは何か？ ……………………………………………………… 14
　　補足●陰性症状をめぐって …………………………………………………… 15
　　補足●シュナイダーの一級症状・二級症状をめぐって ……………………… 15

第II部　統合失調症とは　17

1 現在の統合失調症の概念と診断基準 …………………………………………… 19
　　1 ICD-10 の統合失調症の定義 ……………………………………………… 19
　　2 DSM-IV-TR における統合失調症の診断基準 …………………………… 21
　　3 操作的診断の限界 …………………………………………………………… 22
2 なぜ精神分裂病と呼ばれたのか？ ……………………………………………… 23
3 なぜ統合失調症と呼ばれるのか？――自己の成立不全をめぐって …………… 25
4 自我障害をめぐって ……………………………………………………………… 29
5 不確実さをめぐって――患者の住む世界の構造 ……………………………… 31
6 現実世界と妄想世界をめぐって――患者の住む世界の変転 ………………… 33
7 自閉をめぐって――統合失調症患者の生き方 ………………………………… 35
8 特異な行動と他者からの誤解をめぐって ……………………………………… 37

第III部　統合失調症の発病・寛解過程　　41

1 統合失調症の発病過程と寛解過程について ……………… 43
2 発病前夜 ……………………………………………………… 45
   1 症例 T 君の場合 ………………………………………… 45
   2 具体的な特徴と精神病理 ………………………………… 47
      1）発病への道筋──出立の試みと挫折 ………………… 47
      2）周囲の世界の変容 ……………………………………… 47
      3）余裕の喪失 ……………………………………………… 48
      4）自律神経症状の高まりと一念発起 …………………… 48
      5）時間構造の変化 ………………………………………… 49
      6）周囲からの誤解と孤独な闘い ………………………… 49
      7）行き詰まり ……………………………………………… 50
   3 家族の対応の特徴 ………………………………………… 50
3 急性期 ………………………………………………………… 51
   1 症例 T 君の場合 ………………………………………… 51
   2 具体的な特徴と精神病理 ………………………………… 53
      1）急性期に展開される病的世界の基本特徴──とくに妄想をもつ症例を中心に ……… 53
      2）カオスの世界・騒然とした世界 ……………………… 53
      3）覚醒度の高まり ………………………………………… 54
      4）時間構造の変化 ………………………………………… 54
      5）破瓜型・妄想型・緊張型の急性期 …………………… 54
   3 急性期の患者への対応の仕方 …………………………… 55
4 臨界期 ………………………………………………………… 56
   1 症例 T 君の場合 ………………………………………… 56
   2 具体的な特徴と精神病理 ………………………………… 56
      1）臨界期の概念 …………………………………………… 56
      2）フワリとした感覚の体験 ……………………………… 57
      3）多彩な自律神経症状の出現 …………………………… 57
      4）時間構造の変化 ………………………………………… 57
      5）病気への振り返り ……………………………………… 58
   3 よくみられる家族の対応と誤解 ………………………… 58
5 寛解前期 ……………………………………………………… 59
   1 症例 T 君の場合 ………………………………………… 59
   2 具体的な特徴と精神病理 ………………………………… 60
      1）寛解前期の概念と特徴 ………………………………… 60
      2）時間構造の特徴 ………………………………………… 60
      3）エネルギーの低下 ……………………………………… 61
      4）突発的な出来事に大きく揺さぶられる ……………… 61
      5）各人に固有なテンポの回復がみられる ……………… 61
      6）破瓜型と妄想型の相違 ………………………………… 61

3　よくみられる家族の対応と誤解 ……………………………………………… 62
　　4　寛解前期の患者への対応の仕方の基本 ………………………………………… 62
6　寛解後期 ……………………………………………………………………………… 63
　　1　症例 T 君の場合 ………………………………………………………………… 63
　　2　具体的な特徴と精神病理 ……………………………………………………… 64
　　　　1）寛解後期の概念と特徴 …………………………………………………… 64
　　　　2）時間構造の特徴 …………………………………………………………… 64
　　　　3）活動性の確かな再開 ……………………………………………………… 64
　　　　4）家族の価値観を反映した行動と思いがけない行動 ……………………… 65
　　3　寛解後期の患者への対応の仕方──タイムリーな働きかけ ……………… 65
　　　補足●慢性化をめぐって ……………………………………………………… 65
7　再発過程 ……………………………………………………………………………… 67
　　1　症例 T 君の場合 ………………………………………………………………… 67
　　2　再発の過程とその徴候をめぐって …………………………………………… 68
8　家族への対応 ………………………………………………………………………… 70
　　1　患者は家族に対して「わかってもらいたい」と強く願っている ………… 70
　　2　おのおのの家族が特有の対応方法をもっている …………………………… 71
　　3　統合失調症患者の家族は独特な雰囲気をもっていることがある ………… 71
　　4　家族の中で患者は意外な役割を果たしている ……………………………… 72

第Ⅳ部　統合失調症患者の精神行動特性　　75

1　症例提示 ……………………………………………………………………………… 77
　　1　長期入院ののち，社会復帰をした症例 ……………………………………… 77
　　2　家族とともに長期間生活している症例 ……………………………………… 83
2　統合失調症患者の日常生活の中に現れてくる基本的な問題 …………………… 88
　　1　普通のことが当たり前にできない，すぐに疲れてしまう，根気がない
　　　　──基底症状（フーバー）……………………………………………………… 88
　　　　1）概念・特徴 ………………………………………………………………… 88
　　　　2）この特性は周囲からどのように見られやすいか？ ……………………… 89
　　　　3）どのような対応をしたらよいか？ ………………………………………… 90
　　　　4）統合失調症特有の「疲れ」について ……………………………………… 90
　　2　当たり散らしていたかと思うと急に甘える
　　　　──両価性（一方的な攻撃性と過度の依存）………………………………… 91
　　　　1）概念・特徴 ………………………………………………………………… 91
　　　　2）この特性は周囲にどのような印象を与えるか？ ………………………… 93
　　　　3）どのように対応したらよいか？ …………………………………………… 93
　　3　首尾一貫性がみられない──時間の連続性のなさ ………………………… 94
　　　　1）概念・特徴 ………………………………………………………………… 94
　　　　2）この特性は周囲からどのようにみなされるか？ ………………………… 95

3）どのような対応をしたらよいか？ ……………………………………………… 95
　　　4）時間の連続性のなさが及ぼす統合失調症患者のいくつかの特徴 …………… 95

3 統合失調症患者の具体的・個別的な精神行動特性 ……………………………… 98

　1 嘘をつけない，嘘のつき方が下手である
　　　――「オモテ」と「ウラ」のなさ，秘密のもてなさ ………………………… 98
　　　1）概念・特徴 ………………………………………………………………………… 98
　　　2）この特性は周囲にどのような印象を与えるか？ ……………………………… 100
　　　3）どのような対応をしたらよいか？ ……………………………………………… 100
　　　4）「オモテ」と「ウラ」のなさ，「嘘をつけないこと」が基底に存在する現象 ……… 101
　　　5）統合失調症患者にとっての秘密の質は？ ……………………………………… 103

　2 全部お任せ。素直で遠慮深くもあるが，いたって「頼りなく」感じられる
　　　――自己譲渡 ………………………………………………………………………… 103
　　　1）概念・特徴 ……………………………………………………………………… 103
　　　2）この特性は周囲からどのように見えるか？ …………………………………… 105
　　　3）どのような対応をしたらよいか？ ……………………………………………… 106
　　　補足●自閉について …………………………………………………………………… 106
　　　補足●インフォーマルな患者グループについて …………………………………… 107
　　　4）自己を「明け渡す」ことによってもたらされる行動特徴 …………………… 107

　3 どちらにすればよいのか決められない――迷いやすさ ………………………… 109
　　　1）概念・特徴 ……………………………………………………………………… 109
　　　2）このような特性は他者にどのような印象を与えるか？ ……………………… 111
　　　3）どのような対応をしたらよいか？ ……………………………………………… 111

　4 頑なである――瀬戸際の拒絶 ……………………………………………………… 112
　　　1）概念・特徴 ……………………………………………………………………… 112
　　　2）この特性は周囲の者にどのような印象を与えるか？ ………………………… 114
　　　3）どのような対応をしたらよいか？ ……………………………………………… 114

　5 気が利かない――融通性のなさ …………………………………………………… 115
　　　1）概念・特徴 ……………………………………………………………………… 115
　　　2）この特性は周囲の者にどのような印象を与えるか？ ………………………… 116
　　　3）どのような対応をしたらよいか？ ……………………………………………… 117

　6 徹底的に行うか，まったく行わないかの両極端である――悉無傾向 ………… 117
　　　1）概念・特徴 ……………………………………………………………………… 117
　　　2）この特性は周囲の者にどのような印象を与えるか？ ………………………… 119
　　　3）どのような対応をしたらよいか？ ……………………………………………… 119
　　　4）悉無傾向によってもたらされる行動特徴 ……………………………………… 120
　　　補足●病的幾何学主義・病的合理主義をめぐって ………………………………… 121

　7 2つのことを同時にできない――同時遂行不全 ………………………………… 121
　　　1）概念・特徴 ……………………………………………………………………… 121
　　　2）この特性は周囲の者にどのような印象を与えるか？ ………………………… 123
　　　3）どのような対応をしたらよいか？ ……………………………………………… 123

　8 同じようなことでも一から教え直さなければならない――「経験」化不全 ……… 123
　　　1）概念・特徴 ……………………………………………………………………… 123
　　　2）この特性は周囲の者にどのような印象を与えるか？ ………………………… 126

3）どのような対応をしたらよいか？ ………………………………………… 126
　　　4）「経験」と「残された能力」 ………………………………………………… 127
　　　5）「体験」が「経験」にならないことによって生じる現象 …………………… 127
　　　補足●自然な自明性の喪失をめぐって ………………………………………… 129
　9　淡い幻想をもち続ける——幻想的自我同一性 …………………………………… 129
　　　1）概念・特徴 …………………………………………………………………… 129
　　　2）この特性は周囲の者にどのような印象を与えるか？ …………………… 133
　　　3）どのように対応したらよいか？ …………………………………………… 133
　　　4）幻想的自我同一性によってもたらされる特性 …………………………… 134
　10　スーパーマンでなければ人間失格——「超正常者像」 ………………………… 135
　　　1）概念・特徴 …………………………………………………………………… 135
　　　2）この特性は周囲の者にどのような印象を与えるか？ …………………… 136
　　　3）どのような対応をしたらよいか？ ………………………………………… 137
　11　「他人との諍い」を嫌がり「独りの闘い」の世界へ——横並び回避と
　　　格づけ志向 …………………………………………………………………………… 138
　　　1）概念・特徴 …………………………………………………………………… 138
　　　2）この特性は周囲の者にどのような印象を与えるか？ …………………… 141
　　　3）どのように対応したらよいか？ …………………………………………… 141
　　　4）格づけ志向性と精神科リハビリテーションの課題 ……………………… 142
　12　休みをとることが苦手である——休めなさ …………………………………… 142
　　　1）概念・特徴 …………………………………………………………………… 142
　　　2）この特性は周囲の者にどのような印象を与えるか？ …………………… 145
　　　3）どのような対応をしたらよいか？ ………………………………………… 145
　　　補足●統合失調症患者にとって働くことの意味は？ ………………………… 146
　13　マイナーな生き方が得意な人たちである——「巧みな少数者」 ……………… 146
　　　1）概念・特徴 …………………………………………………………………… 146
　　　2）この特性は周囲の者にどのようにみなされるか？ ……………………… 148
　　　3）どのような対応をしたらよいか？ ………………………………………… 149
　　　4）現代社会と統合失調症患者の働く場をめぐって ………………………… 149
　　　5）生活圏の拡大方法と居場所の問題 ………………………………………… 149

第V部　統合失調症患者のライフサイクル　153

1　統合失調症患者におけるライフサイクルのもつ意味 …………………………… 154
　　1　なぜライフサイクルを考えなければならないか？ ………………………… 154
　　2　われわれ一般人のライフサイクル …………………………………………… 155
　　3　ライフサイクルにおける「家」・「故郷」のもつ意味 ……………………… 156
2　長期入院統合失調症患者のライフサイクル ……………………………………… 158
　　1　症例提示 ………………………………………………………………………… 158
　　2　妄想の変化から読み取れること ……………………………………………… 160
3　地域で暮らす病者のライフサイクル ……………………………………………… 163
　　1　症例提示 ………………………………………………………………………… 163

2 晩年の統合失調症患者は現在住んでいる「家」をどのようにみるか？ ……… 165
4 統合失調症患者が求め続けるものは何か？ ……………………………………… 166
　　1「無条件でいてよい居場所」をめぐって ……………………………………… 166
　　2「無条件でいてよい居場所」が存在しないと知ったらどうなるか？ ……… 167
5 ライフサイクルと精神科リハビリテーション ………………………………… 169
　　1 病棟内の対応 ………………………………………………………………… 169
　　　1）病棟は最終的な居場所にならない ……………………………………… 169
　　　2）慢性期患者の特徴的な行動をどうみるか？ …………………………… 169
　　　3）病棟の落とし穴とは？ …………………………………………………… 170
　　2 退院の際の対応 ……………………………………………………………… 170
　　　1）家族のもとへ退院する場合 ……………………………………………… 170
　　　2）地域で単身生活をする場合 ……………………………………………… 170
　　3 地域で生活している患者への対応 ………………………………………… 171
　　　1）自宅をもっている場合 …………………………………………………… 171
　　　2）同胞をはじめとする家族と同居している場合 ………………………… 171
　　　3）借家で単身生活を行っている場合 ……………………………………… 171

第VI部　おわりに　　175

1 統合失調症患者の個々の現象はいくつかの精神行動特性から説明できる ……… 177
2 統合失調症患者の精神行動特性はほかにも存在しうる ………………………… 179
3 本書に記載した精神行動特性は統合失調症患者以外にもみられる …………… 181

索引 ……………………………………………………………………………………… 185

解説

■執着気質（執着性格）　5　■分裂気質　5　■生活障害　8　■認知行動療法　8　■EE（Expressed Emotion）　10　■生活臨床　12　■破瓜型・妄想型・緊張型・単純型統合失調症　22　■クレペリン　24　■オイゲン・ブロイラー　24　■自己と自我　25　■自我体験の意識　29　■ヤスパース　30　■シュナイダー　30　■ミンコフスキー　36　■妄想気分　38　■フロイト　38　■サリヴァン　38　■寛解　43　■エネルギーポテンシャル　44　■コンラート　48　■シュビング　55　■アンテフェストゥム　57　■寛解後疲弊病相　60　■フーバー　88　■生活特徴　97　■「オモテ」と「ウラ」　99　■ホスピタリズム　108　■対象関係　130　■「タテ」の組織と「ヨコ」の関係　140

第Ⅰ部

はじめに

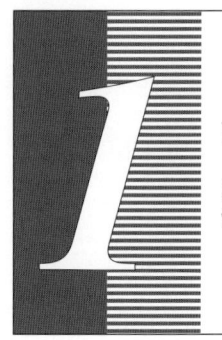

1 今日の日本の精神科リハビリテーション

■ 精神障害者への対応にみられる変化

　近年わが国においても，精神障害者への対応にいくつかの変化がみられてきている。第1に，その対応の場が従来の精神病院の病棟から地域の中へと変遷した。第2に，それに伴って対応方法が入院中心の医療からリハビリテーションを取り入れた医療保健福祉の視点へと変化した。第3に，対象そのもののとらえ方が，精神病（ないし精神疾患）に罹患した患者から精神障害をもった障害者へと変わっていった。もちろん，これらが相互に関連し合っていることはいうまでもない。

　いずれにしても，現在，精神障害者に接する場は広がった。すなわち，精神病院，精神科診療所（市内のメンタルクリニック），総合病院精神科，精神保健福祉センター，保健所，市町村の担当部署，各種の自立支援施設，小規模作業所，職場，そして地域社会と，専門機関のみならず，われわれの日常生活のほぼすべての場まで網羅されるようになったといっても過言ではない。精神障害者に携わる人々も広がった。すなわち，精神病院スタッフ（精神科医，看護師），患者家族のみならず，各施設に勤務する医師（一般医も含む）や看護師，保健師，精神保健福祉士，臨床心理士，作業療法士，各種施設の職員などの専門職，さらにはボランティアを含む一般市民にまで拡大をみせている。

■ 精神科キーワードが一般人の視点で解釈されてしまう危険

　このような状況を反映してか，精神科リハビリテーションの成書においては，どうしてもそのシステムの構築と運営に多くの紙幅が割かれている。実践的な記載に関しても，各場や各職種によって精神障害者にいかなる接し方をし，いかなる連携を行うかに多くの頁が費やされている。もちろん，これらは理論上も実践上も大切なことである。しかしこの種の成書の限界は，目の前の障害者への接し方を十分に記載できないことにある。すなわち，常套句や専門的なキーワードの羅列に終わってしまう。さらに，たとえそれが適切なキーワードであっても，ともすると読者に著者らの真の意図が伝わりにくい危険がある。すなわちこれらのキーワードが，たとえば日常用語で構成されているために，われわれ一般人の視点で解釈されてしまう危険が存在するのである。

　現場において，精神障害者，とりわけ統合失調症患者に接すると，日々苦労の連続

となる場合がある。とりわけ彼らの示す，「一見摩訶不思議とも思われる」言動に翻弄されてしまう。それは，日常用語ではとらえきれない印象をいだかせるものであることも少なくない。このような精神科リハビリテーションの現場に生かされ，かつ対応する者が納得できる解説を行うにはどうしたらよいのであろうか。以下に問題点を整理していく。

補足　本書で使用する用語をめぐって

　現在，日本の精神科医療においては，精神疾患と精神障害，精神科治療と精神科リハビリテーション，（精神科）患者と精神障害者という用語の使用が多少混乱している。これは臨床実践方法として，治療とリハビリテーションという原理の異なる2つの方法が存在していることを反映しているのであろう。一般に治療モデルに基づけば，精神疾患―精神科治療―（精神科）患者，リハビリテーションモデルに基づけば，精神障害―精神科リハビリテーション―精神障害者といった組み合わせの用語の使用法が適切である[1]。

　砂原[2]は脳卒中をモデルに，疾病と障害を「火事と焼け跡」にたとえ，疾病とは燃え盛る火事そのもの，障害とは火事の跡に残る焼け跡の状態とみた。火事への対応は鎮火（たとえば脳出血では止血処置など），焼け跡への対応は残された機能の回復（脳出血では言語，歩行機能などの増進）である。これが治療とリハビリテーションに相当する。必然的に治療の対象は（疾病に罹患した）患者であり，リハビリテーションの対象は（障害をかかえた）障害者になる。

　しかし精神科領域，とりわけ統合失調症においては，身体疾患のような明快な分類は不可能である。この場合，火事に相当するのは幻覚・妄想などの急性期の症状，焼け跡に相当するのは慢性期ないし残遺期の陰性症状などということもできるが，幻覚・妄想は往々にして慢性期にもみられ[3]，疾病と障害の両者が並存しているのである。結局統合失調症に対しては，リハビリテーションと治療の両方の視点でもって臨む必要があるといえる。

　本書は，リハビリテーション実践の際に必要な病理の知識ないし病の考え方を示すものである。したがって展開する舞台は「障害（者）に対するリハビリテーション場面」であるが，説明内容は疾病の本質をめぐるものである。このような性質を受けて，第Ⅲ部「統合失調症の発病・寛解過程」における急性期の特徴の説明の際には，精神科リハビリテーションの範囲を多少狭めにとり，退院後の社会復帰に直結した院内プログラム以外は「治療」と記載した。また本書全体にわたり，対象を「患者」と記載した。ただし「患者」は，ほとんど障害者，当事者といった用語に置き換えることが可能であると考えていただきたい。

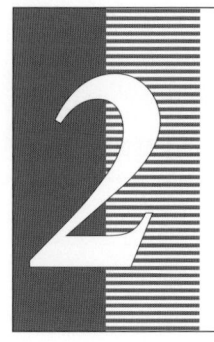

統合失調症患者をみる視点
われわれと彼らの価値観の相違を考えているか？

■ われわれはどのような視点で「人間としての」彼らをみているのか

　精神科リハビリテーションという枠の中で患者に接する際に，われわれがどのような視点で「人間としての」彼らをみているのか，ということが何よりも問題になろう。これを考えるにあたっては，村田[4]の，「最も価値自由的で柔軟であるべき治療者側が，時代，文化，生活史などによる自己の価値観に自縄自縛的になり，それを患者側に押しつけているかもしれぬということを，精神科のリハビリテーションに携わる者は，常に念頭におくべきであろう」という指摘が，すべての前提となる。われわれは，まったく気づかぬまま，当然のように大きな圧力を彼らにかけているかもしれないのである。

　この点をめぐり，中井[5]が雄弁に語っている。それを筆者なりに現代の精神科リハビリテーションの視点から紹介すると，以下のようになる。「……統合失調症圏の病を経過した人の社会復帰（リハビリテーション）とは，一般に，社会の多数者（マジョリティー）の生き方の軌道に彼らを『戻そう』とする試みである，と観念される。しかし復帰という用語がすでに問題である。彼らは必ずしもすでにそのような軌道に乗っていて，そこから脱落したのではない。より広い社会はもとより，家庭の中ですら，安全を保障された座を占めていたのでは，しばしばない。……多数者の途に（戻るのではなく）入ることが，たとえ可能としても，それが唯一の途ではなく，またあえていえば，しばしば最善の途ではないだろう」。

■ われわれは執着気質と分裂気質の相違を考えているか

　ここでいう多数者の道とは，いわゆる**執着気質**の者が歩んでいる道である。中井[5]は「わが国の人口の中で，現実に，執着気質者が多数である，と私は思わない。しかし，執着気質の生き方が1つの通俗道徳として定式化されている，というべきか，このような定式を取り込んで，ある傾向の人たちが現実に執着気質者となっている，というべきか。さらにいえば，彼ら（統合失調症患者）は（もともと**分裂気質**であるのに），『うかうかと』『柄になく』多数者の生き方にみずからを合わせようとして発病に至った者であることが少なくない。……再発もまた，しばしば『多数者の1人である自分』を社会に向かってみずから押しつけて承認させようとする敢為を契機としていないであろうか」と述べている（括弧内は筆者による）。

■ノーマライゼーションの名のもとに

たしかに今日，ノーマライゼーションの名のもとに，「その人らしい生き方を」目指したリハビリテーションの重要性が謳われているが，ともするとわれわれは，当然のごとく執着気質の生き方をもとに彼らを眺め，その尺度で彼らの社会参加を目指そうとしてはいないか。彼らに，執着気質にならなければならないと思わせてはいないか。分裂気質である彼らには，執着気質の生き方の尺度では測れない生活スタイルが存在することを，われわれは認識しておくべきといえよう。

●解説●

■執着気質（執着性格）

下田光造によって研究された，躁うつ病の病前性格である。これは，ドイツの精神医学者であるクレッチマーの提示した気質の三型，すなわち分裂気質，循環気質，粘着気質のうち，躁うつ病と親和性のあるとされる循環気質をもとに考案されたものである。執着気質においては，循環気質ではあまり強調されなかった気質表徴が注目され，熱中性，凝り性，徹底性，几帳面，責任感旺盛が特性として取り上げられている[6]。日本人における社会への適応を考える際，その代表的な類型としてこの気質が念頭におかれることが少なくないようである。

■分裂気質

クレッチマー（1888～1964）の提示した気質の三型の1つである。クレッチマーは，性格というものを，一方では体格との関連において，他方では内因性精神病（統合失調症と躁うつ病）との関連によってとらえようとした。分裂気質は，体格としては細身型，内因性精神病との関連としては，統合失調症との親和性が指摘されている。分裂気質の特徴は，次の3群に分けられる。すなわち，①非社交的，静寂，控え目，堅苦しい（ユーモアがない），変人，②引っ込み思案，臆病，繊細，敏感，神経質，③御しやすい，善良，行儀よい，無頓着，鈍感，無感覚である。このうち①は基本的傾向であり，②，③はそれぞれ敏感，および鈍感という両極の状態を示し，これらがいろいろな割合に混合されて各種の分裂気質を構成する。ただしクレッチマーは，②と③をめぐり，両極の状態の間に連続的な移行はなく，むしろ一方では敏感でありながら他方では鈍感であるという点が特徴であるとした[7-9]。

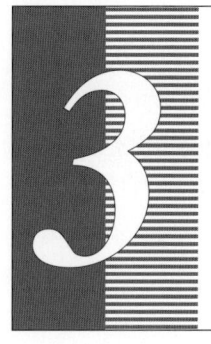

統合失調症患者の人柄の解釈
われわれ自身の尺度で彼らを「了解」していないか？

■ **単なる分裂気質では理解できない**

　それでは，われわれが日常接している統合失調症患者を，分裂気質の視点で了解すれば，それで彼らを理解できるのであろうか。彼らの人柄に関しては，これまでの成書では，素直，遠慮深い，正直，優柔不断，自分の意思がハッキリしない，自己評価が低い，融通が利かない，頑な，などと記載されてきた。いずれの特徴もやはり，臨床に従事するものにとって十分に思い当たる節があり，かつ分裂気質をもつ者の生き方を彷彿とさせるものでもある。しかしここでも，これらの特徴が通常の「分裂気質をもつ者にみられうる」特徴とまったく同じ質といえるであろうかという疑問が生じる。

　たしかにこれらの表現の中には相反する特徴が存在し，しかもそれらが1人の患者の中になんらの抵抗もなく並存していることが，しばしばある。たとえば，通常は「素直」で「遠慮深い」患者が，一瞬にして「頑な」になり，絶対に他人と協調しなくなることがある。それでいて次の機会には，そのことをまったく忘れたかのようにもとの素直さを見せたりもする。われわれは，まさにこのような姿に，「摩訶不思議と思われる」感覚をいだくのかもしれない。

■ **彼らのもつ特徴の底に横たわる本質をつかむ必要がある**

　どうも彼らにみられ，かつ成書にも書かれている統合失調症患者の特徴は，「われわれ健常者にもみられる」それとは異なった質をもっているようである。しかし，それがどのように異なるのか，といった点にまで触れた成書はほとんど存在しない。実際に統合失調症患者に触れ，社会復帰を目指していく際には，彼らのもつ特徴の底に横たわる本質をつかんでおく必要があろう。それができて初めて，彼らに対する具体的な対応の1つ1つも，リハビリテーションの長期計画も，適切なものとなるのではなかろうか。逆にそれができずに，彼らの人柄をわれわれの視点から「了解」してしまえば，われわれの対応は目の前の患者に翻弄されるだけで終わってしまう危険をもつ。

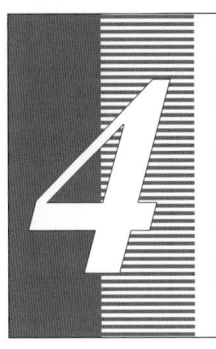

精神科リハビリテーションで使用されるキーワードの解釈
われわれ自身の尺度でキーワードを解釈していないか？

　精神科リハビリテーションにおける数々のキーワード（鍵概念），たとえば「障害の受容」，「リハビリテーションの動機づけ」，「生活障害の存在」，「作業能力の低下」，「自己管理をうまく行えないこと」などもまた，われわれは自らの体験をもとに，一方的に「了解」していることはないであろうか。

■ たとえば統合失調症患者にとって障害の受容とは

　たとえば統合失調症患者にとって，「障害を受容すること」とはいかなる意味をもつのか。われわれも，たとえば高血圧症，腫瘍，慢性身体疾患などに罹患した場合，それらの障害を受容しなければならなくなる。そして障害の受容がリハビリテーションの前提となる。われわれにとって障害の受容とは，それを自分（自己）の一部として受け入れ，そのうえで（新たな）自分を生きられるようになることであると思われる。しかし統合失調症患者の場合，のちに述べるように，自己がそもそも希薄である。村田[4]はこの点をめぐり，「もともと『自己のない』彼らは，何をどのように受容するのか」という疑問を発した。もちろん，彼らもまた彼らなりに障害を「受容」し，彼らなりの精神科リハビリテーションの「動機」をもつ。しかしそれらは，やはりわれわれのものとは異なった性質をもつ可能性がある。

■ キーワードの本質を見直すことが重要──認知行動療法を例に

　「生活障害，作業能力の低下，自己管理をうまく行えないこと」などは，精神科リハビリテーションの実施にあたって直接問題となる概念である。たとえばリバーマンら[10]は統合失調症患者の場合，これらにより社会生活に対する不適応が生じ，その結果，環境とのかかわり合いにおいて**ストレス**が高まり再発が生じるとした。そしてその前提に立って**認知行動療法**による治療を試みたのである。そのなかでは，自己にかかってくるストレスを減らすための**対処技能**の教育が行われる[11]。しかしわれわれ一般人も，「生活障害，作業能力の低下，自己管理をうまく行えない」といったことはある程度体験しうるし，それによってストレスが高まり，対処を行わざるをえないこともある。ここで統合失調症患者のストレスの感じ方が，はたしてわれわれのそれと同質のものなのであろうかということが，またしても問題となる。たしかに認知行動療法はデータとしてその有効性が証明されているが，効果に限界が存在することもまた指摘されている。このことをみても，まずわれわれは，統合失調症患者の体験するこ

れらのキーワードの本質を，もう一度見直すことから始めなければならないのではないだろうか。

●解説●

■生活障害

　生活障害とは，精神疾患の病状ないし精神障害によってもたらされる生活のしづらさを指す。これは，精神疾患の病状も精神障害も，その人の全体的な生活の一部として受け止める視点に立った概念である。

■認知行動療法

　対象者の認知と行動に働きかけ，さまざまな状況に際して効果的な対処（coping）ができるようにする治療法である。現在の精神科リハビリテーションにおいても重要な役割を演じている。生活技能訓練（SST）は，認知行動療法の技法を用いて，障害者やその周囲の人々の技能開発を行うリハビリテーション技術である。

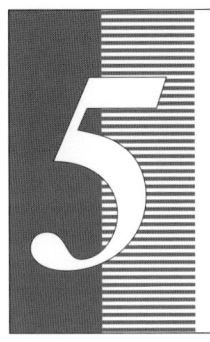

5 患者の家族や家庭環境の解釈
患者が家族や家庭を眺める目，家族が患者を眺める目は，われわれが「了解」できるものなのか？

　精神科リハビリテーションでは家族への対応が重要な位置を占める。ここでも問題となることは，統合失調症患者が家族を眺める目がわれわれと同質のものかどうか，逆に家族が統合失調症患者から長期間，持続的に受けるさまざまな感覚は，われわれがともに暮らしている者から受けるそれと同質のものなのかどうか，ということである。

■ **家族内の感情表出は了解可能な問題なのか**

　近年，精神科リハビリテーションの一環として，家族療法をはじめとした家族に対する治療的アプローチが行われている。とりわけ high EE（high Expressed Emotion），すなわち感情表出の高い家族と同居する統合失調症患者の再発率の高さが注目され，high EE の改善を目指したプログラムが行われている。たしかにデータとしてこの種の家族療法の有用性が実証されてはいるが，その効果の持続に関しては疑問視され，理論的限界の存在も示唆されている。果たして EE の構成因子をなす批判的言動，敵意，情緒的巻き込まれすぎといったものを，われわれは一般人の視点で解釈してしまってよいのであろうか。もしわれわれが了解している EE と，統合失調症患者の家族の中でみられる EE の構造が異なったものであれば，十分な治療効果も期待できないであろう。

■ **家族問題を考えるときに必要なことは何か**

　さらに，一般の家族療法においてもわれわれは，家族のもつ問題点を改善させることに焦点を当てがちである。とりわけ患者の発病や病状の悪化を家族の誰か，ないし家族のある一部の問題とみた場合，そのような道に走りやすい。そこでは**家族の病理**とか**患者と家族の共生関係（共依存）**などという用語が用いられたりもする。しかし，その結果がむなしい失敗に終わることはめずらしくない。それどころか，家族全体の崩壊，家族からの強い反発，当の本人からの思わぬ抵抗にあったりする。やはり統合失調症患者と家族の相互関係の質をあらためて問い直す必要があろう。

　いずれにしても，統合失調症患者のもつ特徴や，それに対する家族の反応の特性を考慮せず，家族をいとも簡単な，それもわれわれの視点に立った人間関係として図式化し，それをもとに家族に接することは避けなければならない。もちろん有能なスタッフは経験的にこのあたりの微妙なニュアンスを熟知している。そのようなスタッフの経験を頼りに，患者と家族の特徴を可能な限り正確に把握していくことが必須となる。

● 解説 ●

■ EE（Expressed Emotion）
　家族関係を家族が表出する感情の内容とその量によって把握したものである。EEに関しては，統合失調症やその他の慢性疾患患者の経過や予後を規定する主要な社会心理的環境因子として世界各地の追試でおおむね確認されている。なお EE の測定には，下位尺度として批判的言動，敵意，情緒的巻き込まれすぎ，温かみ，肯定的言動が含まれている[12]。

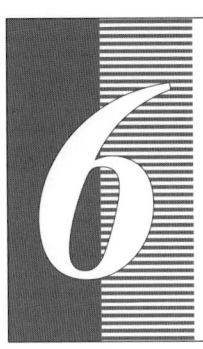

6 統合失調症患者の本質への迫り方（その1）
精神病理学の重要性とその問題点

■ 客観的な症状の追究には限界がある（歴史的な精神病理の問題点）

　これまであげてきたような諸問題に迫るには，統合失調症および統合失調症患者の心理的，人間的本質を追究する姿勢が必要となる。このような本質を追究し続けてきた学問分野が**精神病理学**である。

　ところが，このような精神病理学にも問題点が存在する。第1に，歴史的な精神病理研究の多くがとってきた姿勢があげられる。それは，治療者が客観的に患者を観察する立場に立つというものであった。たしかにそのような姿勢によって，患者の混沌とした全体像から鍵となる現象が症状として抽出された。その症状の特徴に関する理論的な考察も進められ，「疾病」の理解や整理は進んだ。しかしそれは症状の単なる分類，命名行為に終わってしまう危険をもっていた。それに加えてこのような姿勢は，ややもすると統合失調症患者を社会的関連性から切り離して考察する道へと進ませる[13]。こうなれば，精神病理が治療に生かされなくなる。治療者が患者の病的体験を問題にして，その形式面を取り上げている限り，そこでは患者の示す異常性のみが浮き上がり，治療者と患者との間には真の意味の人間的交流が成り立たないことになる[14]。病的体験の形式面だけでなく，その体験によって患者が何を「意味」しようとしているのか，ということまで追究していく姿勢が要求される。

■ 診察室の中の精神病理には限界がある

　第2に，従来の精神病理学研究が行われてきた場の問題があげられる。たとえ第1の問題を十分に考慮した統合失調症の精神病理研究が行われたとしても，それが診察室という密室で行われたものであれば，実際に社会に住み，周囲の人々と出会い，生活をしている患者のダイナミックな特徴を適切にとらえられないであろう。

　しかしわが国においては，半世紀ほど前より生活者の立場に立った生活臨床的アプローチが行われてきた。それによって統合失調症患者の社会的行動特徴が注目され，同時にこれらと精神病理との両者をつなぐ，いわば「中間領域の研究」が行われるようになった。吉松[15]も述べるように，精神科リハビリテーションに従事する者にとって「最も関心を刺激されるのは，この中間領域に属する患者の行動様式とでもいうべき所見」であり，「実際に統合失調症患者の社会復帰を成功させるためにも，この領域についての考察検討ははなはだ重要である」といえよう。たとえば統合失調症患者

は，ある状況下で特徴的な態度や行動を示しやすい。これは往々にして患者を取り巻く人々との間の人間関係に齟齬をきたし，周囲から受け入れがたいような雰囲気を作り出す[15]。そしてそれが精神科リハビリテーションの実践の最中で大きな壁として立ちはだかり，さらに患者の再発につながることすら経験されるのである。

■ **難解な精神病理を脱皮する必要がある**

幸いなことにわが国においては，「中間領域」を視野に入れた統合失調症患者の精神病理学的研究が多数発表されてきた。しかし残念なことにそれらは系統的にまとめられておらず，精神科リハビリテーションの現場で紹介される機会も少ない。いわば「宝の持ち腐れ」といってもよい状態である。わが国で行われてきたこの種の研究がまとめられ，実践に役立つ形で提示されることが強く望まれる。ただし，精神病理学は一般に難解なものである。これが従来の精神病理学の第3の問題点といっても過言ではなかろう。したがって，極力平易な言葉で解説されることもまた期待される。

● 解説 ●

■ **生活臨床**

生活臨床は，群馬大学で昭和33年から始まった再発予防5カ年計画に端を発している[16]。統合失調症患者が社会生活の中で，どのような場でどのような生活上の刺激にどのように反応するか，を観察する方法である[17]。その中で抽出された生活破綻の要因となる弱点が**生活特徴**〔97頁参照〕と呼ばれるものである（評価に敏感であること，迷いやすいことなど）。台[18]によれば，「生活臨床はもともと常識的な基盤の上に，逐次作り上げられた治療的実践活動」であり，「理論的な統一よりも実用的な方針が優先」する。ここでいう「常識的基盤」とは「了解可能」な領域を指しており，この部分により大きな比重をおく結果，その基調にある疾患それ自体の病理的なものが相対的に低い位置づけになり，実践面でわかりやすい反面，健常者と統合失調症患者との病理的な差異が希釈され，両者の質的な差異より量的なそれとして示されている印象がいだかれる[19]。このような問題点はあるものの，わが国の統合失調症患者の社会生活の中の特徴をとらえるうえでは，今なお新鮮な情報を提供してくれている。

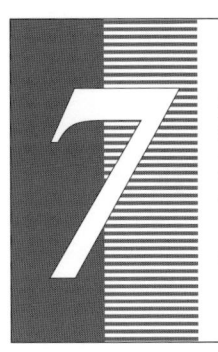

統合失調症患者の本質への迫り方（その2）
具体的なアプローチの方法

■ 研ぎ澄まされた経験と勘

　社会とのかかわりの中で生きている患者の精神病理を追究する道は，予想外に困難なものではある。もちろんそこに客観的なデータはほとんど存在しない。ある意味で，われわれの経験とそれに基づいた勘に依存するところが大きい。ここで重要なことは，個々の患者と十分な信頼関係を築いたうえで，行動観察の所見と患者による陳述とを総合し，かつ多くの患者に共通する**精神行動特性**[15]を見いだそうとする視点を常に忘れないでいることであろう。そうすれば，経験や勘は研ぎ澄まされたものとなり，データに匹敵する，ないしはデータ以上の（治療上の）有効性をもつものが得られると思われる。吉松による一文を引用しておく（一部改変）。

■ 経験と勘を磨くには

　「まず治療者はなによりも患者の述べることに十分耳を傾け，その病的体験の異常性にも一切の批判を加えずに，それをありのままに聞き取ることが大切である。そしてその病的体験の内容を少しでも追体験するべく，その感情を共有し，患者の体験世界へと入り込んでいくべく努める。さらにその病的体験の内容が示している『意味』をあたう限り明確につかみ取るべく，事柄の仔細や周囲の確認をとっていく。この際現在患者がおかれている状況が患者にとってもっている『意味』と，患者がたどってきたその人生史上の本質的課題のもっている『意味』の相互関連性に立って，その病的体験の示しているはずの『意味』をめぐった謎解きをするわけである」[14]。

　筆者もまた，このような過程で得られた知見こそが，患者の本質に迫り，かつそれを反映した治療（精神科リハビリテーションの実践）を推進させる道標になるものと信じる。また，このような過程自体がおのずと治療的色彩を帯びるものと信じてやまない。本書では，このような過程を通して得られた知見を紹介していきたい。

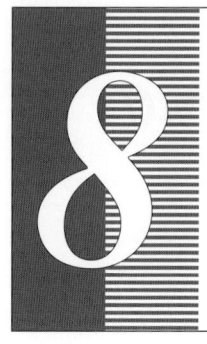# 本書が目指すことは何か？

■ 本質の把握とその応用

　先にも述べたように，精神科リハビリテーションの実践場面においてわれわれは，統合失調症患者の「摩訶不思議と思われる」行動に戸惑い，対応に苦労することが多い。本書ではそれを具体的に描き出し，その1つ1つに対して，「なぜ患者がそのような言動を示すのか」という疑問を発していく。そのうえで臨床精神病理の視点から可能な限り説明し，それをもとに治療者（関与者）と患者の双方が納得できるような対応方法を考えていく。各精神行動特性の説明は，可能な限り患者（や家族）の立場に近づき，彼らが「世の中をどのようにみているのか」，われわれが理解することを目指す。本書の目的の1つは，このような過程を通して彼らの病理の本質に迫ることにある。

　もちろん，このようなことはきわめて困難である。しかしそれが本質に近いものであればあるほど，具体的な対応方法には幅が出る。本書に記載する対応方法は1例にすぎなくとも，本質さえ押さえられれば，それらを臨機応変に応用できることと思う。医師はそれをもとに診断や治療を，看護師は急性期病棟，社会復帰病棟，精神科外来，デイケア，訪問看護の場面における看護を，精神保健福祉士は地域全体における伴走方法を，臨床心理士はカウンセリングのコツを，作業療法士は作業療法やデイケアプログラム場面における進め方のコツを得ることができるであろう。また，ボランティアは日々の新鮮な体験を整理する手段として，そして家族は改めて患者や自分を見つめ直す契機として活用できるであろう。

■ マニュアル作りのための「核」

　本書においては，これまでの諸先輩の業績をもとに，統合失調症患者の精神行動特性を抽出する。読者がそれを総合すれば，おのずと統合失調症患者の全体像が描けるように心がける。ただし，眼前の患者の行動を理解し解釈し対応するのはあくまでも読者である。眼前の行動にどの精神行動特性を見いだすかも，やはり読者にかかっている。本書の目指すところの2つ目は，読者が自在に，しかもより適切に応用できる知見を提供していくことにある。それと同時に，読者の中に統合失調症患者への対応マニュアルが形成されていくための「核」を提供していくことにあるともいえる。

陰性症状をめぐって

精神科リハビリテーションにおいて改善すべき症状は，主に**陰性症状**であり，これには感情鈍麻，思考貧困，意欲や自発性の欠如，無快楽症などが含まれている。ところでウィング[20]によれば，統合失調症の症状のうち貧困な症候群が陰性症状，派手な症状（シュナイダーの一級症状，幻覚・妄想，緊張病症状，自閉症状など）が**陽性症状**とされる。一方ストラウス[21]らは，陰性症状こそが統合失調症の一次性の障害であり，陽性症状はそれに対する非特異的な反応とみた。またアンドレアセン[22]は，陰性症状とブロイラー〔24頁参照〕の基本症状との関連性に注目し，陰性症状を客観的に判断するための評価尺度を作成した。現在では陰性症状という概念は操作的診断の中にも組み込まれ〔20, 21頁参照〕，精神保健福祉の領域でもごく当然のごとく使用されるようになった。

しかし，陰性症状の内実はいかなるものなのであろうか。果たしてそれは医療の対象となる「症状」として簡単に片づけてよいものなのであろうか。精神科リハビリテーションにおいて陰性症状の改善が一朝一夕にはいかないことを鑑みれば，われわれはもう一度この概念を考え直さなければならないと思われる。本書に記載した精神行動特性には，これまで陰性症状としてとらえられてきた現象が随所に散りばめられている。それらは逆に「一次性の障害」なるものの実体をわれわれに教えてくれるかもしれない。そのような視点でもまた本書を読んでいただければ幸いである。

シュナイダーの一級症状・二級症状をめぐって

一級症状とは，シュナイダーが統合失調症の診断の際に，とくに重視してもよいとしてあげた一連の症状のことである。具体的には「考想化声」，「問答形式の幻声」，「自己の行為に随伴して口出しする形の幻声」，「身体への影響体験」，「考想奪取やその他の思考領域での影響体験」，「考想伝播」，「妄想知覚」，「感情，衝動ないし意思の領域に出現するその他の作為体験・影響体験」がこれに含まれる。シュナイダーによれば，これらの症状が明らかに出現し，しかも身体的な基礎疾患が発見できないとき，臨床的には控え目に，統合失調症と診断できるという。さらにシュナイダーは，一級症状ほどではないが，統合失調症にしばしばみられるものとして二級症状を提唱した。これには，「その他の幻覚」，「妄想着想」，「抑うつと爽快気分」などが含まれる。

なお，これらは診断のための実用的な症状の羅列であり，たとえばブロイラーのいう一次症状，二次症状〔24頁参照〕とは意味が異なる。

● 引用文献

1) 江畑敬介：シリーズ精神医学関連学会，歴史と最近の動向 46，日本精神障害者リハビリテーション学会．最新精神医学，10:421–426, 2005.
2) 砂原茂一：リハビリテーション，岩波書店，1980.
3) 蜂矢英彦：精神障害試論—精神科リハビリテーションの現場からの提言．臨床精神医学，10:1653–1661, 1981.
4) 村田信男：続「分裂病のリハビリテーション過程」について—障害受容のプロセスを中心に．吉松和哉（編）：分裂病の精神病理，11 巻，pp.275–302, 東京大学出版会，1982.
5) 中井久夫：世に棲む患者．川久保芳彦（編）：分裂病の精神病理，9 巻，pp.253–277, 東京大学出版会，1980.
6) 切替辰哉：執着性格．加藤正明ほか（編）：新版精神医学辞典，pp.343–344, 弘文堂，1993.
7) 諏訪 望：最新精神医学—精神科臨床の基本．南江堂，1961.
8) 飯田 真：クレッチマー．加藤正明ほか（編）：新版精神医学辞典，pp.858–859, 弘文堂，1993.
9) 広沢正孝：分裂病質［性］人格障害．精神科治療ガイドライン，pp.214–215, 星和書店，1995.
10) Liberman, R.P., Mueser, K.T.: Cognitive-behavioral treatment of schizophrenia: Treating social problem solving skills for individuals and families. 福田正人，中込和幸，丹羽真一（訳）：精神分裂病の認知行動療法．臨床精神医学，14:913–924, 1985.
11) Freud, S.: Zur Dynamik der Übertragung, 小此木啓吾（訳）：感情転移の力動性について．フロイト選集，15 巻，日本教文社，1969.
12) 大島 巌，伊藤順一郎，柳橋雅彦ほか：精神分裂病者を支える家族の生活機能と EE（Expressed Emotion）の関連．精神神経学雑誌，96:493–512, 1994.
13) 小見山実：分裂病者における自己と他者—環界へのかかわり方を通じて．宮本忠雄（編）：分裂病の精神病理，2 巻，pp.73–97, 東京大学出版会，1974.
14) 吉松和哉：病的意識と現実認識について—精神分裂病者への伴侶的精神療法をとおして．中井久夫（編）：分裂病の精神病理，8 巻，pp.1–29, 東京大学出版会，1979.
15) 吉松和哉：精神分裂病の自我に関する一考察—その行動様式上の特徴を中心に．荻野恒一（編）：分裂病の精神病理，4 巻，pp.21–49, 東京大学出版会，1976.
16) 湯浅修一，鈴木純一：生活臨床と治療共同体．安永 浩（編）：分裂病の精神病理，6 巻，pp.1–26, 東京大学出版会，1977.
17) 湯浅修一：生活臨床からみた精神分裂病者．土居健郎（編）：分裂病の精神病理，1 巻，pp.19–31, 東京大学出版会，1972.
18) 台 弘（編著）：分裂病の生活臨床，創造出版，1980.
19) 村田信男：「分裂病のリハビリテーション過程」について—自己価値の再編を中心に．藤縄 昭（編）：分裂病の精神病理，10 巻，pp.251–281, 東京大学出版会，1981.
20) Wing, J.K., Brown, G.H.: Institutionalism and schizophrenia: A comparative study of the three mental hospitals 1960–1968, Cambridge University Press, Cambridge, 1970.
21) Strauss, J.S., Carpenter, W.T., Bartko, J.J.: The diagnosis and understanding of schizophrenia. Part III: Speculation on the processes that underlie schizophrenic symptoms and signs. *Schizophrenia Bulletin*, 11:61–79, 1974.
22) Andreasen, N.C.: Negative symptoms in schizophrenia: Definition and reliability. *Arch. Gen. Psychiatry*, 39:784–788, 1982.

第II部
統合失調症とは

統合失調症とはどのような疾患なのだろうか

　ここでは，統合失調症がどのような疾患（ないし障害）であるのか，その把握を試みる。とりわけ精神科リハビリテーションの実践にあたって必要なこと，すなわち患者がどのような世界に住み，どのように自分や周囲を見ているのか（ないしは見るようになったのか），といった患者の視点に立った疾患の理解を目指す。

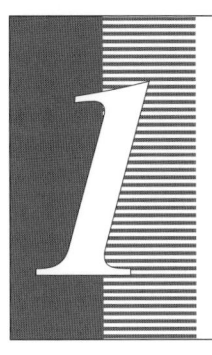
現在の統合失調症の概念と診断基準

　本章では，統合失調症に関する一般的知識として，近年の操作的診断の知見を紹介しておく。最近の精神科医の多くが診断に際してこの基準を利用しているからである。逆にいえば，それによって若手の精神科医の多くが統合失調症をどのようにとらえているかということを知ることができる。

 **ICD-10 の統合失調症の定義**

　世界保健機関（WHO）は，各地の文化的背景の相違などを考慮しても世界的に通用する臨床記述と診断ガイドラインを提示している。それが国際疾病分類で，現在はその第10版である ICD-10 が使用されている[1]。ICD-10 における統合失調症（Schizophrenia）の臨床記述をみると，以下のようになっている。

■ ICD-10 における統合失調症の臨床記述（総括）

　「統合失調症性の障害は，一般には，思考と知覚の根本的で独特な歪み，および状況にそぐわないか，鈍麻した感情によって特徴づけられる。ある程度の**認知障害**が経過中に進行することはあるが，意識の清明さと知的能力は通常保たれる。この障害には，人に個性・独自性・志向性といった感覚を与える最も根本的な諸機能の障害が含まれる。きわめて個人的な思考，感覚および行為が，他者に知られたり共有されていたりしているように感じることがしばしばあり，自然的あるいは超自然的力が，しばしば奇妙な方法で患者の思考や行為に影響を及ぼすという説明的**妄想**が生じることがある。患者が自分を中心にすべてのことが起こると考えていることもある。**幻覚**，とりわけ**幻聴**がよくみられ，患者の行動や思考に注釈を加えることがある。**知覚障害**もしばしばみられる。……日常的な状況にすぎないことを，自分に向けられた，たいていは悪意のある意味をもっていると確信するようになる。特徴的な統合失調症性**思考障害**では，正常な心的活動では抑制されているはずの概念全体の中の末梢的でささいなことが，前面に出て，その状況にふさわしいものに取って代わる。そのために思考は漠然として不可解であいまいなものとなり，言葉で表現されても理解できないことがある。思考の流れが途切れたり，それてしまったりすることがしばしばあり，さらに

思考が何か外部の力により奪い取られると感じられることもある。気分は特有の浅薄さ，気まぐれさや状況へのそぐわなさを示す。**両価性**と**意欲障害**が緩慢さや拒絶や昏迷として現れることがある。**緊張病性症候群**も出現する。発病は急性で，重篤な**行動障害**を伴っていたり，潜行性で，奇妙な考えや振る舞いが徐々に進行したりする。障害の経過も，同じくきわめて多様であり，決して慢性化や荒廃が避けられないわけではない……」。

■ ICD-10 によって提示されている症状群

以上のような総括のあと，ICD-10 ではしばしば同時に生じる症状として以下のようなグループを提示している。

(a) **考想化声，考想吹入あるいは考想奪取，考想伝播**。
(b) 支配される，影響される，あるいは抵抗できないという妄想で，身体や四肢の運動や特定の思考，行動あるいは感覚に関連するものである。それに加えて妄想知覚。
(c) 患者の行動にたえず注釈を加えたり，患者のことを話し合う幻声，あるいは身体のある部分から聞こえる他のタイプの幻声。
(d) 宗教的あるいは政治的身分，超人的力や能力などの文化的にそぐわないまったくありえない他のタイプの持続的な妄想（たとえば，天候をコントロールできるとか宇宙人と交信しているなど）。
(e) どのような種類であれ，持続的な幻覚が，感情症状ではない浮動性や部分的妄想あるいは持続的な支配観念を伴って生じる。あるいは数週間か数カ月間毎日継続的に生じる。
(f) 思考の流れに**途絶**や挿入があるために，まとまりのない，あるいは関連性を欠いた話し方になり，**言語新作**がみられたりする。
(g) 興奮，**常同姿勢**あるいはろう屈症，拒絶症，緘黙，および**昏迷**などの緊張病性行動。
(h) 著しい無気力，会話の貧困，および情動的反応の鈍麻あるいは状況へのそぐわなさなど，通常社会的引きこもりや社会的能力の低下をもたらす「**陰性症状**」。それは抑うつや向精神薬によるものでないこと。
(i) 関心喪失，目的欠如，無為，自己没頭，および社会的引きこもりとして現れる，個人的行動のいくつかの側面の質が全般的に，著明で一貫して変化する。

■ ICD-10 における診断ガイドライン

ICD-10 では，以上を述べたうえで次のような診断ガイドラインを設けている。

「統合失調症の診断のために通常必要とされるのは，上記の (a) から (d) のいずれか 1 つに属する症状のうち，少なくとも 1 つの明らかな症状（十分に明らかでなければ，普通 2 つ以上），あるいは (e) から (h) の少なくとも 2 つの症状が，1 カ月以上，ほとんどいつも明らかに存在していなければならない。……上記の症状 (i) は単純型統合失調症の診断にだけ用い，少なくとも 1 年間の持続が必要である」。

以上，ICD-10 においては，歴史的に統合失調症とみなされてきたほぼすべての特徴や症状を羅列し，そのうえで症状をいくつかの群に分類，それと症状の持続期間をもとに操作的に診断ができるようになされている。

# DSM-IV-TR における統合失調症の診断基準

　米国精神医学会では『精神疾患の分類と診断の手引き』を提示し，最も新しいものがその第4版の text revision（DSM-IV-TR）[2]）である。統合失調症に対しては，以下のような診断基準が示されている。

■ DSM-IV-TR における診断基準の記載

A 特徴的症状：以下のうち2つ（またはそれ以上），おのおのは，1カ月の期間（治療が成功した場合はより短い）ほとんどいつも存在：

　1）妄想
　2）幻覚
　3）まとまりのない会話（例：頻繁な脱線または滅裂）
　4）ひどくまとまりのないまたは**緊張病性**の行動
　5）**陰性症状**，すなわち感情の平板化，思考の貧困，または意欲の欠如
　　（例外）　妄想が奇異なものであったり，幻聴がその者の行動や思考を逐一説明するか，または2つ以上の声が会話しているものであるときには，基準Aの症状を1つ満たすだけでよい。

B 社会的または職業上の機能の低下：障害の始まり以降の期間の大部分で，仕事，対人関係，自己管理などの面で1つ以上の機能が病前に獲得した水準よりも著しく低下している（または，小児期や青年期発症の場合，期待される対人的，学業的，職業的水準にまで達していない）。

C 期間：障害の持続的な徴候が少なくとも6カ月間存在する。この6カ月の期間には，基準Aを満たす各症状（すなわち，活動期の症状）は少なくとも1カ月（または治療が成功した場合にはより短い）存在しなければならないが，前駆期または残遺期の症状の存在する期間を含んでもよい。これらの前駆期または残遺期の期間では，障害の徴候は陰性症状のみか，または基準Aにあげられた症状の2つまたはそれ以上が弱められた形（例：風変わりな信念，異常な知覚体験）で表されることがある。

D 失調（統合失調）感情障害と気分障害の除外

E 物質や一般身体疾患の除外

F 広汎性発達障害との関連：自閉性障害や他の広汎性発達障害の既往があれば，統合失調症の追加診断は，顕著な幻覚や妄想が少なくとも1カ月（または治療が成功した場合にはより短い）存在する場合にのみ与えられる。

■ DSM-IV-TR における診断の構造

　DSM-IV-TRでは，診断基準Aにおいて統合失調症に特徴的にみられる症状が厳選されてあげられている。Bでは，当疾患に罹患したことによってみられる社会的・職業的機能の低下が記述され，AとともにBが存在することが統合失調症の診断に必須

であることが示されている。Cでは症状の持続期間が述べられ，D~Fで除外診断ないし追加診断が記載されている。その診断基準はICD-10に比べて明快ではあるが，あまりにも簡潔な記載であるために，当疾患の全貌がとらえ切れていない印象がもたれる。

● 解説 ●

■破瓜型・妄想型・緊張型・単純型統合失調症

　統合失調症は歴史的にいくつかの亜型に分類されている。すなわち当疾患では，共通の精神病理に加えて，特徴的な疫学，症状，経過，予後をもついくつかの群が存在している。その代表が破瓜型・妄想型・緊張型統合失調症の分類である。ICD-10にならえば，破瓜型とは通常15~25歳の間に発病し，「陰性症状」，とくに感情の平板化と意欲低下，思考障害が目立つ群である。この型では幻覚や妄想は認められても一時的，断片的である。予後は一般的に不良とされている。妄想型とは，比較的固定した妄想が優勢であり，通常幻覚（とりわけ幻聴）を伴い，感情や意欲の障害などの「陰性症状」，会話の障害が顕著にはみられない群である。発症年齢は破瓜型よりも一般に高い。妄想が慢性化することはあるが，予後は破瓜型よりもよいとされる。緊張型とは，顕著な精神運動興奮が本質的で支配的な病像であり，多動と昏迷，あるいは命令自動と拒絶のように極端から極端に交代したり，他動的な態度や姿勢が長時間保持されることのある病状をもつ群である。発病は破瓜型とほぼ同様であり，予後は一般的には比較的よいとされている。近年の先進国ではまれなものとなっている。なお，これらの亜型とは別に単純型統合失調症の概念が存在する。ICD-10の記載を参考にすれば，この群においては妄想と幻覚がはっきりせず，破瓜型・妄想型および緊張型よりも精神病的な面が明瞭でない。「陰性症状」が進行して社交（対人）機能の低下が増大するにつれ放浪することがあるという[1]。

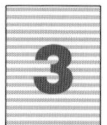

操作的診断の限界

　操作的診断は，診断学的にもさまざまな問題を含むことが，これまでにも随所で指摘されている。たとえば症状の数による操作，持続期間による操作は，たとえ統計学的な裏づけがなされているとしてもあまりにも恣意的である。DSM-IV-TRでは，活動期の症状が1カ月に1日満たさないだけで統合失調症の診断が下されなくなることもありうるのである。しかし，精神科リハビリテーションを実践するにあたってさらに問題なことは，これらの記述が統合失調症患者のもつ病理の意味や本質，彼らが住む世界の意味や本質を追体験したり把握したりできるようなものではないことである。

　統合失調症とは1人の人間にとってどのようなものであるのか，それを把握するには，上に示された特徴の背後に存在する精神病理に触れなければならない。ここではわかりやすい精神病理の記載に心がけながら，患者の住む世界を可能な限り追体験し，その本質を理解できるようにしていきたい。そこでまず，当疾患の名称に注目してみる。

2 なぜ精神分裂病と呼ばれたのか？

■「精神分裂病」と「統合失調症」

「統合失調症」という名称は，2002年1月の日本精神神経学会の理事会で採用され，同年8月に横浜市で開かれた世界精神医学会以降，わが国で広く使用されるようになった。周知のとおり当疾患は，それまで精神分裂病と呼ばれていた。病名変更の最大の理由は，「精神分裂病」という名称が，精神全体が分裂して治らない病気のような印象を与え，患者の人格を否定し，差別や偏見を生み出しかねない点にあった。精神科リハビリテーションを実践する者もまた，このような差別や偏見に敏感な目をもつことが必要なことはいうまでもない。しかし名は体を現すというように，長期間使用されてきた「精神分裂病」という用語の意味するところを吟味しておくことも重要であるといえよう。

■ 操作的診断からは「分裂」は読みとりにくい

まず，前述の操作的診断における統合失調症の臨床記述と診断基準をみてみよう。ここで気づかれることは，これらからは「分裂」，「統合失調」といった概念を読み取ることが難しいことである。たしかにICD-10の臨床記述，「概念全体の中の，……末梢的でささいなことが，前面に出て，その（人のおかれている）状況にふさわしいものに取って代わ（られ）る。そのために思考は漠然として不可解であいまいなものとなり，言葉で表現されても理解できないことがある。思考の流れが途切れたり，それてしまうことがしばしばあり，……」や，診断基準(f)，すなわち「思考の流れに途絶や挿入があるために，まとまりのない，あるいは関連性を欠いた話し方になり……」，またDSM-IV-TRの診断基準の3)まとまりのない会話と4)ひどくまとまりのない緊張病性の行動には，「分裂」の一面が表現されている。しかし診断基準の全体を見わたすと，妄想，幻聴，陰性症状などの代表的な症状の中に，「分裂」という現象の本質は埋没してしまっている感がある。

■ 精神分裂病の語源

そこで，当疾患の歴史をごく簡単に振り返ってみる。周知のとおり当疾患は，1899年にクレペリンが精神病を経過によって二分し，躁うつ病と並ぶもう1つの疾患単位，すなわち早発痴呆（Dementia praecox）を設けたことに始まる。しかしこれが名称どおりに早発（青年期に発症）するものばかりとは限らず，また痴呆（Dementia）に

至らない例も含まれることから批判され，1911年にオイゲン・ブロイラーによってSchizophrenieの名で置き換えられた。この名称は当疾患の病態を縦断的経過によってではなく，心理学，精神病理学的特徴によってとらえ，そこに種々の**心的機能の分裂**をみたことから提唱されたものである[3,4]。精神分裂病とはこのSchizophrenieの日本語訳である。それでは「心的機能の分裂」という言葉によって意味されるものはどのような特性なのであろうか。

■ 精神分裂病における「分裂」の意味するところ

統合失調症患者の中には，一方でかなり病的な面をもちながら，他方ではどうにか健常者としての体面を保って生活している者が少なくない。しかも，被害関係念慮をもちながら仕事だけはやり通せたり，病的興奮のただなかにいても日常の営みを続けられたりする。土居[5]はこれを受けて病的な面と健康な面との対照が非常に顕著であり，第三者の目には両者が到底併存しようもないと思われるのに，統合失調症患者自身はなんらそのことを怪しむふうがないというまさにその点が不思議な分裂の現象であるとし，オイゲン・ブロイラーもこの点を認識して「分裂」と述べたものと思われる，と記載している。

われわれはこの種の分裂を，たしかに慢性期の患者の中に観察することができよう。彼らはまったく異質な病的世界（たとえば妄想世界）と健康な世界（現実世界）の両方を，平然と生きることもめずらしくない（これをオイゲン・ブロイラーは，「**二重帳簿**」，ヤスパースは「**二重見当識**」と呼んだ）。そこでは，個々の心的機能（すなわち感情，思考，行動，認知など）のみならず，人格全体が分裂し，しかも彼らはその分裂に身を任せているような印象すら受ける[5]。逆にいえば，この種の人格の分裂がいかに広範囲の心的機能の失調をまねきうるかということをみてとることもできよう。このことが「精神分裂病における分裂」の意味するところといえる。

● 解説

■ **クレペリン**（Emil Kraepelin, 1856〜1926）

ドイツの精神医学者で，フロイトと並んで現代精神医学の基礎を築いた人。『精神医学教科書』を執筆し，版を重ねるたびに（9版まで出版されている），疾患単位の確立とそれに基づく精神病分類という大目標に向かって努力を重ねた。彼は精神病についても，他の身体疾患と同様に，原因，症候，経過，転帰，病理解剖所見の同一性を想定し，その追究の過程で早発痴呆（現在の統合失調症）と循環病（現在の気分障害）の二大精神疾患の分類を誕生させた[6]。

■ **オイゲン・ブロイラー**（Eugen Bleuler, 1857〜1939）

スイスの精神医学者で，『早発痴呆または精神分裂病』が代表的な著作である。彼はクレペリンよりも統合失調症の範囲を拡大し，かなりの疾患を包括するものであろうと予想した。また統合失調症の症状学を，基礎症状（連合弛緩，情動障害，両価性，自閉など）と副次的症状（幻覚，妄想，緊張病症状など）とに二分し，さらに理論的には，疾病過程から直接生じる一次症状と，疾病過程に対して患者の心理が反応して生じる二次症状とに分けられるとした[7]。なお彼は，一次症状として連合弛緩をあげた。これは精神機能の統合の障害と同じような意味であり，感覚，観念，運動などの各要素的機能の統合的な結び付き（つまり連合）が弛緩してしまうことを指す。

3 なぜ統合失調症と呼ばれるのか？
自己の成立不全をめぐって

■ **われわれにとって人格とは**

　それではなぜ，統合失調症患者には前述のような人格の分裂がみられるのであろうか。その答えの中に統合失調症という名称の意味するところが存在すると思われる。そこでまず，われわれにとって人格がいかに体験されているかをみておく。

　われわれは「自分の人格」を常に意識しているわけではない。しかし，どのような場所においても，どのようなときにも，自分というもの（自己）が存在していると思っている。それは，いつもその場のなかに自然に生まれてくる私であり，われわれはその私を生きているのである。家庭の中にいるときの私，職場の中にいるときの私，交渉ごとをしているときの私，くつろいでいるときの私を生きている。そのつど私が生まれ，すなわち自己が成立している。この私を多少客観的な姿勢で見てみると，私というものは「いつも一定で，変わることのない，他人とは異なった」統一されたイメージでとらえられる。**自己が成立する**とき，それと相即不離の関係で統一された自分のイメージ，すなわち**統一された「自己」**が存在しているのである（解説参照）。このようにしてわれわれの「人格はまとまり」，「人格の統合」が得られている。そしてこれが得られているからこそ，われわれは自分の「まとまった」，「形になった」意思を，周囲に向かっても自分に向かっても発することができるのであろう。

● **解説** ●

■ **自己と自我**

　ウィリアムス・ジェームズ（James, W.）[8]は，心理学における自己が，主体としての自己と客体としての自己の二重構造をもつことを明らかにした。ただし自己という用語の定義は混乱しており，各人によって異なっている。しかし一般に行為者としての自己と，対象としての自己を区別するとき，前者を「自我」（ego），後者を「自己」（self）と呼ぶようである。なお本書においては，両者を区別しない状況（これがわれわれの日常生活において最も自然な状況と思われる）を自己とし，ことさらに両者（egoとself）を分ける必要がある場合には，それぞれ「自我」と「自己」と記載する[9]。

■ **人格のまとまりを得ようとする衝動**

　それでは，「人格の統合」が得られていないと，どのようになるのであろうか。ここでは土居[5]の論述にならって，よく知られている多重人格障害の場合をみてみよう。

多重人格では周囲から見れば，1人の人の中にいくつかの人格（「自己」）が存在している。したがって，その本人にとっても全体として統一された「自我」は存在しえない。多重人格を生きる彼らにおいては，行為者としての人格が変化してしまうことになる。しかしそのような彼らも，1つ1つの場面では，異なった人格（「自己」）を生き切っている。逆にいえば，それぞれの人格内において自己は成立し，それぞれの人格は一応のまとまりをもっている。したがって彼らの場合，人格のまとまりを得ようとする衝動は働いているといえよう[5]。実際に多重人格障害の患者は，通常，いくつもの私（「自己」）が存在することに気づいたとき，大きな苦痛を感じるのである。

これに対して統合失調症では先にも述べたように，患者は病的世界と健康な世界との分裂に身を任せている。この点が多重人格障害と異なる点である。この点をめぐって土居[5]は，統合失調症患者では，人格のまとまりを得ようとする衝動がもともと欠如するか，あるいは微弱なのであろうと述べている。これはどのように解釈すればよいのであろうか。

■ 思春期には統一された「自己」が必要となる

ここで再びわれわれ一般人の場合に戻ってみる。一般にわれわれも，幼少期から「自己」に目覚める思春期ころまで，自分を意識することなく，ほとんど反射的，情動的に，あるいは非反省的に行動をし，生活している。思春期に至って初めて「自分とは何か」と自分に対する反省の目を向け，**統一された「自己」**というものの存在を意識する[10]。この時期は，家庭という閉鎖的な環境から広い社会へ出，そこで周囲から新しい役割を期待され，自らも個の自覚をもって新しい行動をとろうとするときである。周囲から統一された「自己」をもっていることを期待されているといってもよい（たとえば，自分の意見を述べることを要求されるなど）。したがって，統一された「自己」というものを，すでにある程度もっていないと苦境に立たされる。自分の中に拠るべき行動規範のようなものが育っている必要があるのである[12]。必然的にこの時期の者は，「自己」の統一に向けて躍起になり，人格のまとまりを得ようとする衝動を遺憾なく発揮するようになる。

■ 統一された自己のルーツ──適切な距離のある対象関係が必要

ここで，思春期に初めて自覚される「ある程度の統一された『自己』」のルーツを心理学的に探ってみる。一般に人はその身近な人に**同一化**し，これを手本として自分の中に取り入れることによって自己を形成し，その繰り返しの中で**自己同一性**を獲得していく[11]。そのためには，乳児のように自分が相手に一方的に依存し，相手を取り込もうとするだけではなく，相手もこの自分の存在によってなんらかの影響を受けている，あるいは自分の存在が相手にとって意味をもっていると感じられる必要がある。このことは，いったんは同一化した相手から分離し，その相手との間に適切な距離のある「対象関係」がもてることを意味する[12]。そしてこのときには，自分の中にすでに，いくつかの拠るべき行動規範が育っているものと思われる。もしも相手に依存しているのみであるならば，相手に振り回されるだけで，拠るべき行動規範は育たないことが容易に想像できる。

■ 自己の成立不全──統合失調症患者は適切な距離のある対象関係をもちづらい

　ここで，再度統合失調症患者の場合を考えてみる。周知のように，統合失調症は思春期をはじめとして，個の自覚を迫られる場面で発病することが多い。彼らは家庭から広い社会へ出，そこで周囲から新しい役割を期待され，自らも個の自覚をもって新しい行動をとろうとする。しかしこのとき，自分の中に拠るべき行動規範がないのを知って愕然とする[12]。その原因を先に述べた心理学の視点で見ると，統合失調症患者の場合，われわれと異なり，相手との分離があまりできておらず，それゆえに自分の像も他人の像も心の中に描き出せない傾向をもつことがあげられる。したがって，適切な距離をもった「対象関係」も自分の中の行動規範も育っておらず，すべて相手しだいになってしまいかねないのである。たしかに彼らの生活史をみると，きわめて素直で受動的な性格をもち，周囲の言いなりになっていることが少なくない[5]。

　そもそも自己の中に拠るべき行動規範がない以上，いくら現実の人間関係の中で「**人格の統合**」をしようとしても困難であり，常に自分というもの（自己）が出てこないままに生きざるをえなくなる。これが「**自己の成立不全**」といわれているものである。たとえ努力の末「自己」のイメージを描いたとしても，それは絵に描いた餅のように，現実との接点をもたぬままにそのつど変転していく。ないしはそれが現実から遊離された幻想〔129頁参照〕として形骸化していく。いずれにしても彼らの場合，現実の中で人格の統合を試みることは多大な緊張とエネルギーを要すると思われ，それを放棄してしまう傾向をもつようである。ここに人格のまとまりを得ようとする衝動がもともと欠如するか，あるいは微弱であるということの本質が存在し，また「人格の分裂に身を任せる」彼らのあり方が生まれてくるのであろう。

■ 自己の重層化不全──統合失調症患者には重み，厚み，余裕，安定感の感覚が生まれづらい

　しかしこのような統合失調症患者にも，その後のリハビリテーションなどによって自己が成立することは十分に考えられる。ただしここでさらに考えなければならない問題が生じる。それは，われわれ一般人の場合，成長とともに漸次自我の内容が豊かになっていくことである[12]。ジェイムス[8]は，「人間は自分を認めてくれ自分についてのイメージを内に蔵してくれている個人の数だけ社会的自我を有する」と述べた。「自我」も「自己」も，このようにいくつもの他人の像を内に孕みながら重層化していく。同時にそれに対応して，周囲の人物（や自分を取り囲む状況）もまた重層化して自分の前に現れてくる。ここに重み，厚み，余裕，安定感などの感覚が生まれる。統合失調症患者の場合，この重層化もまた困難なようである。**自己の重層化**が不十分であると，幾重にも重なった自己を起点に，安心して周囲を見回す余裕も生まれない。周囲のほんの少しの変化が，全体を覆う雰囲気の変化となって感じられてしまう。そして自分というもの（自己）も容易にその中に呑み込まれていくことになる。

　以上，統合失調症とは，「自己の成立不全」，「自己の重層化不全」ないし「統一された『自己』」，「重層化された『自己』」の希薄さを基底にもち，それゆえに「人格の統

合の失調」をきたしやすい疾患とみることができるようである。そしてそれが，幅広い心的機能の統合失調をまねいているものとも思われる。「統合失調症」における「統合失調」の意味するところは，この点にあるのであろう。

4 自我障害をめぐって

統合失調症の主な症状は，現在の操作的診断の項であげたとおりである。しかしその本質は，自己の成立不全（ないしは統一された「自己」のイメージをもちづらいこと）にあった。これを症状としてとらえれば，従来の精神医学でいわれてきた**自我障害**なるものが，その本質に直結していると思われる。

● 解説

■ 自我体験の意識

健常者にとって，自我はどのように体験されるのであろうか。ヤスパースによれば，自我体験の意識は，①能動性の意識，②単一性の意識，③同一性の意識，④外界や他者との間に境界があるという意識である。①は，すべての自分の体験や行為がいずれも自分のものであり，自分で感じ，自分が考え，自分が行為していると意識されることをいう。②は，自分は1つであるという意識，③は，自分は過去・現在・未来を通して変わらないという意識，④は，自分と他人は異なるものであり，その間には境界があるという意識である[13,14]。なお，ヤスパースのいう自我とは，主体的に生きる行為者としての「自我」とほぼ同一と思われる。

■ 統合失調症にみられる自我障害

たしかに統合失調症患者には，自らが拠り所とする自己同一性の内容が乏しく[12]，周囲に直接左右されやすく，自分と他人を分かつ境も不明瞭である。結局他によって支配されている状態に身をおく。彼らは長い間それを不快に感じることもない場合が多い[12]。しかし彼らにも，なんらかの理由で他人と対立し，自分だけの感情や思考をもたされるときがくるであろう。その際彼らはいまさらに自分を単独者として意識し，自己の統一の衝動を（ことさらに努力して）発動せねばならない。しかし彼らはその緊張を維持できず[15]，自我障害というものが露呈してくるものと思われる。

その典型は，ICD-10の症状（a），すなわち考想化声，考想吹入あるいは考想奪取，考想伝播といったものとして現れる。シュナイダー[16]が「**考想伝播**」と呼んだ現象は，思想そのもの，患者の内心そのものが直接に無媒介的にまわりの世界に広がり伝わると感じられるものであり，患者の体験に即して記述すれば，「考えることが自分1人のものではなく，他人がそれに関与している。それどころか，全世界がそれを知っている」というものである。「**考想察知**」（自分の考えが他人に知られてしまう），「**考想**

奪取」（自分の考えが他人に抜き取られてしまう），「**考想吹入**」（考えが外から吹き込まれて自分の頭の中に入ってくる）も同一起源をもつ。この現象は思考の面のみならず，感情や意欲の面にまで広がっており，言い換えれば，自分の内部の固有なものがすべて外部に広がるという現象となる。ヤスパース[17]はこの現象を自我意識の障害の中に入れ，自己と周囲の世界との境が失われたものとした。**作為体験**もまた，このような自我障害の1つであると考えれば理解しやすい。

■ 自我障害からみた精神病症状——幻聴の場合

ところで統合失調症患者には，たとえば「私は他人の考えていることがわかる」と述べる者もいる。彼らの住む世界の中では，主体と客体の入れ替わりがみられるのである。すなわち，察知される自分は察知する自分となり，察知する他者は察知される他者となる。小見山はこれを**自他の相互変換**と呼んだ[18]。統合失調症の代表的な症状である幻聴も，この現象をもとに考えると理解しやすい。**幻聴**の場合，自分の内部の考えが他者の声となって聞こえてくることが多い。通常，われわれが考えるとき，こころの中で言葉が発せられる。それは自分の声である。ここで自我障害が現れ，声を発する主があいまいとなり，さらにそれが他者に入れ替わると，自分の声は他人の声になるともいえる。慢性期の患者の中には，自己不確実感と低い自己価値感とがあいまって，自ら積極的に判断を下せず，幻聴が代わりに判断を下し指示している場合すらある[19]。

このようにみると，自我障害は統合失調症患者を理解する際，鍵となる障害といえよう。そこで，この自我障害を起点にして，さらに統合失調症患者の世界に踏み込んでみよう。

● 解説

■ヤスパース（Karl Jaspers, 1883～1969）

ドイツの精神医学者および実存哲学者である。精神医学の分野では『精神病理学総論』が著名であり，彼は精神現象を説明（心の外部から自然科学的な因果関係を求めること）ではなく，了解（心の内部から精神的なものを精神的なものとして把握すること）によって追究，解明しようとした[20]。

■シュナイダー（Kurt Schneider, 1887～1967）

ドイツの精神医学者で，クレペリンの客観的・自然科学的精神を継承し，ヤスパースの記述精神医学・了解心理学の系譜に連なる人物でもある。しかし彼は，あらゆる理論構成を排して，臨床経験に基づいて現象を忠実に観察，分析，記載し，正確な概念規定を行ったことで知られる。とりわけこのような立場から，統合失調症の診断の指標となりうる一級症状〔15頁参照〕を提唱したことは有名である。シュナイダーの精神病理学は，操作的診断基準にも多大な影響を与えている[21]。

5 不確実さをめぐって
患者の住む世界の構造

　統合失調症患者にとっては，確固とした，しかも重層性を帯びた自己というものが存在しにくい。それと同時に彼らにとっては，確固とした，しかも重層性を帯びた他者もまた存在しにくい。このような患者にとって，まわりの世界はどのように感じられるのであろうか。

■ 一般の人の世界の見え方

　そこでまず，一般の人々における世界の見え方の1例をあげてみる。一般人にとって，未知の人間や事物は，はじめよそよそしく感じられるかもしれない。人というものは，誰でも多面性をもっている。それゆえ目の前に現れた相手が「何を意図しているのか」をすぐには読めない。たとえば新たな職に就いた際には，職場の皆に馴染めず，その人物がどことなくよそよそしく感じられるであろう。いったい自分がどのように評されているか，気にもなる。相手の言動から，あるときは「自分の能力を低く評価しているのではないか」，別のときは「意地悪をしているのではないか」，逆に「過剰に期待しているのではないか」などと勘ぐる。その場における自己の位置づけも周囲の「読み方」次第で揺れ動く。そこで何とか多面性をもった相手を総体として統合し，1つの人物像にまとめあげようとする。そのうちに，相手は重層性を帯びた他者となって現れるようになってくる。そのとき相手の中に，自分とのかなり明確な関連性が見えてくる。ないしは，自分の一部や相手の一部を取り出して，その範囲内で明確な関係を作り，付き合えるような対象になってくる。このようにしてわれわれは，新しい場に馴染もうとし，また馴染んでいく。

■ 統合失調症患者の世界の見え方——重層性の乏しさと不確実感

　しかし統合失調症患者では，人間のもつ多面性に翻弄され続け，1つの人物像を作り上げることが難しい。自分自身の統一された「自己」のイメージももちづらい。したがってわれわれ一般人のように，相手が自分にとってもつ明確な意味をつかめない。もともと自己においても他者においても重層性が乏しい彼らにおいては，双方の関係は単純なものととらえられていると考えられる。先に述べたようにそのような状況では，重み，厚み，余裕，安定感などの感覚は育まれにくい。したがって，自己と他者の関係は，場面や状況によってそのつど揺れ動いて感じられてしまい，結局彼らにとってはすべてが不確実なままとどまる。

彼らの中には，このような不確実な人間関係から極力身を引いて生きることを考える者もいるであろう。しかし，もしも彼らがこの不確実な状況から逃げ出すことができないとすれば，常に**不確実感**から解放されず，やがて相手の中や自分のおかれている状況の中に，得体の知れない「思惑」を一方的に読み取るようになるであろう〔第6章参照〕。ここに妄想という現象の芽が出てくる。その世界の構造もまた単純である。そこには多面性はなく，自己にも他者にも重層性はない。あとに述べるように〔53頁参照〕世界は「世界」対「自己」に二分され，「世界」は一方的に（自分に対して）意味するもの，「自己」は一方的に（世界から）意味されるだけのものに化する。ここに成立する自己は，特殊な（奇異な）自己であり，やはり妄想という現象の芽の中にもわれわれは自我障害をみることができよう。

6 現実世界と妄想世界をめぐって
患者の住む世界の変転

■ 一般の人が住む世界——現実の世界と空想の世界（内的世界）

　われわれ一般の人が住む世界をみてみる。それは現実の他者と接し，その間でさまざまな感情の交流や駆け引きが行われ，大人であればその中で生産活動や消費活動が行われたりする世界でもある。それは多分に理性や知性によって支配された世界である。しかしこのような世界と同時に，われわれは夢や空想の世界というものをももっている。その中では，自分が大金持ちや有名人になったり，悲劇の主人公になったりできる。それは必ずしも理性に従う必要のない世界である。それだからこそ他者に平然と語れるものでもない。ここでは前者を**現実世界**，後者を**内的世界**と呼んでおく。

　さて，われわれが一応健康といえる場合，われわれはこの2つの世界の存在を自覚しながら，きちんと住み分けることができる。それは**人格の統合**ができているからであろう。たしかに，自己の確立を迫られる以前の，ほとんど非反省的に行動している子どもの場合には，現実と空想とが混同したままの世界を生きているといえよう。

■ 統合失調症患者が住む世界——現実世界と妄想世界の併存

　それでは，人格の統合があいまいな統合失調症患者はどのような世界を生きているのであろうか。まずは，子どもと同じように，彼らは現実世界と夢や空想（内的世界）とを区別せぬまま生きていることが推察される。しかし子どもと異なる点は，すでに自己の確立を迫られており，非反省的にはいられないところにある。したがって，現実世界と内的世界が混交した状況下で自己の位置づけを迫られる。それは，前章に述べられたような，すべてが不確実な状況下での自己の位置づけであり，往々にして「世界」は一方的に意味するもの，自己は一方的に意味されるものに化してしまう。そこでは，いたって単純な構造の「自己」（たとえば被害者としてだけの同一性をもった「自己」）が出現してくる。周囲に対して脅威を感じれば感じるほど彼らは，たとえば「被害を加える世界」と「被害者としての『自己』」の意味づけにはまり込んでいく。ここで展開される世界が，いわゆる**妄想世界**といわれるものである。

　妄想世界は，現実をもとにした重層化された世界ではない。やはり重み，厚み，余裕，安定感などの感覚のない平板な世界である。したがって，脅威が遠のけば容易に世界の意味づけも「自己」の意味づけも消え去り，再び平然と現実の中で，（受動的に）生きるようになる。時にはただ幻想的に現実を眺めながら生きるようになる。この様

子を外から眺めれば，彼らには妄想世界と現実世界があたかも並存するように思われるであろう．しかもその2つの世界を何の疑いもなく生きているように見えてくるであろう．

■ 現実世界と妄想世界の変転

統合失調症患者の中には，妄想世界が長期にわたって遠のく者もある．このような患者の場合も，かつて妄想世界の中で行われた意味づけは，脅威が高まると再び同じ形で現れてくることが多い．現実から妄想世界への変転は，2回目以降のほうが容易である．この現象を外から眺めれば，小見山[22]が述べたように過去の妄想がいわば底流として，しかも日常生活の関連性に組み込まれることなく生き続け，それはあたかも日常生活という地殻の底にあって時々噴火する火山層のようなものにたとえることもできよう．妄想世界は時間的距離を飛び越え，時間による変容も受けずに同じ形で連続するように見えるのである[22]．

このような現象から察せられることとして，統合失調症患者の住む世界の時間性の特徴があげられる．あとにも述べるが〔94頁参照〕，彼らには，過去・現在・未来という**時間の連続性**がみられづらい．妄想世界であれ現実世界であれ，彼らの体験する時間は，持続し発展する傾向をもちにくい[22]．さらに時間の連続性の欠如ゆえに，2つの異なる世界を統合しようとする意思も働きづらい．それだからこそ妄想現象が時を経ても回帰するのであろうし，その際には前回と同様の妄想世界が展開するともいえよう．

■ 一般人の内的世界と統合失調症患者の妄想世界との相違

以上をみると，統合失調症患者における現実と妄想世界との関係は，われわれ一般人における現実世界（現実）と内的世界（夢や空想）との関係とは異なる．後者が同時に並存できるものであるのに対し，前者は基本的に並存不能なものである（ただし上述のように，外から眺めれば前者は併存しているように見えてしまう．とりわけ慢性期の患者の場合には人格水準の低下とあいまって，**二重帳簿**ないし**二重見当識**という現象〔24頁参照〕がみられる）．後者が人格の統一を前提とし，それゆえに内的世界の存在を隠せるのに対し，前者は人格の統一が前提とされず，それゆえに妄想世界も基本的には隠しとおせるものではない．

患者が妄想世界に住むか現実世界に住むかは，周囲の環境に脅威をいだくかいだかないかによって決まってくるとも思われる．精神科リハビリテーション上重要なことは，患者が脅威をいだかなくともすむ環境をいかに設定するか，脅威を感じたとしても容易に妄想世界が展開しなくともすむような，自己と世界の重層化をいかに育んでいくかにあるといえよう．

7 自閉をめぐって
統合失調症患者の生き方

■ **オイゲン・ブロイラーのいう自閉**

　前述のように，人には現実世界と内的世界が存在する。その中で，統合失調症患者と親和性のある分裂気質〔5頁参照〕をもつ者の場合，内的世界のほうが優位を占めるといわれている。さらに統合失調症患者をわれわれ一般人の目から見れば，圧倒的に内的世界が優位な人々であることが指摘されている。この精神病理現象をオイゲン・ブロイラー[3]は，自閉と命名した。内的世界の圧倒的優位は，2つの世界（現実世界と内的世界）の並存を困難とし，そこに（重層性のない）妄想世界の成立の芽を提供していることが想定される。

■ **ブロイラー以後の自閉**

　ただし，ブロイラー以後の自閉の概念は，内的世界への志向の増大，内部思考の優位ばかりでなく，行動面にまで拡張されていった。つまり現実状況に対して適切な関係をもたないような，とりわけ対人的接触を欠いた行動も，自閉の特徴をもつものとして考えられてきた。ミンコフスキー[23]のいう「豊かな自閉」，「貧しい自閉」もこのような視点で述べられた概念である〔解説参照〕。患者によっては，彼らが住む世界は「狭く」，「圧迫されたもの」に変わってしまう。それによって，彼らは話したり，振る舞ったり，空間の中を自由に動き回ってさまざまな視点から物を見たり考えたりすることができなくなる。とりわけ破瓜型の患者の場合，自発的，能動的に世界に働きかけることをせず，受動性の中に身をおく[18]ようになる。主に慢性期の患者に適用される**無為・自閉**という常套句は，このような彼らの生きる側面を表現したものである。

■ **自閉のもつ意味**

　いずれにしても，自閉という現象もまた統合失調症患者の生き方を表す中核の概念であると同時に，各種症状の形成に中心的な役割を演じている。内的世界の圧倒的優位は，周囲の現実世界との生き生きとした接触を断ち切り[24]，急性期の患者では妄想世界の構築へ，慢性期の患者では「無為・自閉」へと導くであろう。ただし，彼らが常に自己の成立不全（不確実さ）をもつとすれば，妄想世界にしろ，「無為・自閉」にしろ，自閉という精神病理現象は，不確実さへの直面を避けさせる防衛としての意味をももつといえよう[25,26]。

● 解説 ●

■ミンコフスキー（Eugène Minkowski, 1885〜1973）
　20世紀のフランスを代表する精神医学者であり，現象学やベルクソンの哲学の影響を受けた精神病理学者である。統合失調症の基本症状に自閉をおき，これを「現実との生命的接触の喪失」（perte du contact vital avec la réalité）としてとらえた。そのうえで彼は貧しい自閉と豊かな自閉とを区別し，自閉の中にも非現実的ではあるが空想豊かで行動的なタイプ（豊かな自閉）があることを示した[27, 28]。

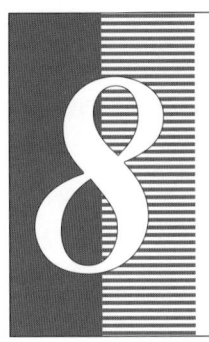

8 特異な行動と他者からの誤解をめぐって

■ 統合失調症症状はどのように理解可能か

　第Ⅱ部では統合失調症患者の理解へ向けて記載を進めてきた。その際，統合失調症の本質的な現象に光を当てるよう心がけた。ここに至って，当疾患の代表的な症状である幻覚や妄想を考えるにあたっても，より本質的な理解への道が開けてきたと思われる。

　そもそもフロイトやサリヴァン[25]は，統合失調症症状そのものを解体した自己の再構築の過程ととらえた。またブロイラーは統合失調症症状を一次症状と二次症状に分けて論じる中で，幻覚・妄想を二次症状として位置づけた。そして二次症状を一次症状に対する反応であり，適応過程と考えた。さらにベーカー[29]はこれらの症状をめぐる一連の行為をひとまとめにして，自己治癒の試みによる防衛と呼んだ。そしてそれに属するものとして，①危機的な心的崩壊に対して精神症状を形成することによる防衛，②社会生活や自己の一貫性を保とうとしたり，自己の不確実感を除こうとする努力，などをあげている。

■ 妄想はどのように理解可能か

　たとえば，①には諏訪[30]による次のような説明がある。統合失調症の病初期に少なからずみられる**妄想気分**では，世界の変容がなんとなく不可解な意味をもって自分の前に立ち現れてくるにもかかわらず，患者はその意味を明確につかむことができず，不気味さに圧倒される。この苦悩はきわめて強いものであり，患者の多くはその意味を見いだそうと必死になる。その結果，現実にはありえないことであっても，「周囲が自分を陥れようとしている」といった妄想をもつことになる。この妄想自体も苦痛な体験ではあるが，わけのわからない苦痛よりは耐えうるものである。すなわち，妄想を形成すること，そして妄想世界に身をおくようになることによって，危機的な心的崩壊に対して防衛しようとするのである。諏訪によるこのような見解を理解しておくことは，精神科リハビリテーションにおいては，陽性症状への対処をいかにすればよいかという問題に有用な情報を与えてくれる。

■ 統合失調症患者によくみかけられる行動はどのように理解可能か

　②に関しては，困難の原因を探るために自己や世界を分析しようとすること，困難に打ち勝つための知識を得ようとすること，宗教に頼るなどの積極的な戦略を採用す

ること，これまでの孤独な生き方は克服されるべきだとしてクラブ・集団を探し求めたり新しい職を求めること，生活様式を変え閉じこもることなどがある。これは，精神科リハビリテーションにおいては，彼らのリハビリテーションへの動機の問題を考えるうえで，やはり有用な情報を与えてくれる。

たしかに妄想はわれわれ一般人からすれば理解不能なものであり，病的な現象とみなされる。上述の②のような彼らの対処行動にしても，精神症状とみなされることがあろう。たしかに対処とは，元来正常心理学から発展してきた概念であるが[31]，統合失調症患者の場合，対処それ自体が客観的妥当性をはずれたものとなりやすい[32]。しかしそれでも彼らにとっては（彼らなりの）「対処」の意味をもっていることを理解し，その視点でもって接することが重要といえよう。

● 解説 ●

■妄想気分
　一般に統合失調症の初期に現れ，妄想の前の段階でみられるとも考えられている症状である。妄想気分のもとでは，周囲のすべてが新たな意味を帯び，不気味で，何かが起こりそうな不安，不信，脅威，震撼，驚異，困惑，圧迫などがみられる。経過を追えば，まもなくこれから二次的に特定の内容をもった妄想的確信が生まれてくる[33]。

■フロイト（Sigmund Freud, 1856～1939）
　ウィーンの神経学者で，精神分析の創始者でもある。とりわけ1938年にロンドンに亡命するまでの47年間の開業医時代に，彼は精神分析に関する理論，方法論を確立した。その論において特記すべきことは，彼が主として神経症を対象としたこと，その発生を幼児期にまで遡って考察したことである。フロイトは，神経症症状が無意識的な意味をもつことを提唱し，抵抗，抑圧，転換など精神分析における基礎概念を用いて，その解明を試みた。なお彼は，統合失調症においても同様の考察を試みている。とりわけ裁判官シュレーバー（1842～1911）の刊行した「体験記」を詳細に分析した論文は，「シュレーバー症例」として，著名である[34]。

■サリヴァン（Harry Stack Sullivan, 1892～1948）
　アメリカの精神医学者である。彼は豊富な統合失調症患者の治療経験から，精神医学を対人関係の学として定義した。すなわち，人間のパーソナリティ，あるいは精神的・感情的体験はその人間の対人関係の観点からのみ理解しうるというのである。そして精神科医は，このような人間関係の中に自ら関与しつつ観察する者として，特異な立場にあることを提唱した。彼の対人関係論と発達論は，統合失調症患者の病前，病初期の心理の解明に有用である[35]。

●引用文献

1) WHO: The ICD-10 Classification of Mental and Behavioural Disorders, Clinical descriptions and diagnostic guidelines, 1992. 融 道男, 中根允文, 小見山実ほか（訳）：ICD-10 精神および行動の障害—臨床記述と診断ガイドライン, 新訂版, 医学書院, 2005.
2) American Psychiatric Association: Diagnostic and Statistical Manual of Mental Disorders, Fourth Edition, Text Revision, APA, 2000. 髙橋三郎, 大野 裕, 染矢俊幸（訳）：DSM-IV-TR 精神疾患の診断・統計マニュアル, 医学書院, 2002.
3) Bleuler, E.: Dementia praecox oder Gruppe der Schizophrenien. In Handbuch der Psychiatrie, (hrsg G.Ashaffenburg) Spezieller Teil, 4 Abteilung, 1 Häfte, Franz Deuticke, Leipzig/Wien, 1911. 飯田 真, 下坂幸三, 保崎秀夫ほか（訳）：早発性痴呆または精神分裂病群, 医学書院, 1974.
4) 笠原 嘉：精神分裂病. 加藤正明ほか（編）：新版精神医学辞典, pp.464–466, 弘文堂, 1993.
5) 土居健郎：分裂病における分裂の意味. 藤縄 昭（編）：分裂病の精神病理, 10 巻, pp.1-21, 東京大学出版会, 1981.
6) 神谷美恵子：クレペリン. 加藤正明ほか（編）：新版精神医学辞典, p.859, 弘文堂, 1993.
7) 下坂幸三：ブロイラー. 加藤正明ほか（編）：新版精神医学辞典, pp.895–897, 弘文堂, 1993.
8) James, W.: The principles of psychology, vol.I, II, Holt, New York, 1890.
9) 河合隼雄：自己. 新版精神医学辞典, p.293, 弘文堂, 1993.
10) 吉松和哉：分裂病の精神力動と母性性. 安永 浩（編）：分裂病の精神病理, 6 巻, pp.97–126, 東京大学出版会, 1977.
11) Erikson, E.H.: Childhood and society, W.W. Norton & Company, New York, 1963.
12) 吉松和哉：精神分裂病の自我に関する一考察—その行動様式上の特徴を中心に. 荻野恒一（編）：分裂病の精神病理, 4 巻, pp.21–49, 東京大学出版会, 1976.
13) 小山内実：破瓜病者の「社会療法」について. 中井久夫（編）：分裂病の精神病理, 8 巻, pp.233–260, 東京大学出版会, 1979.
14) 立山萬里：離人症. 臨床精神医学講座, 1 巻, pp.196–207, 中山書店, 1998.
15) 土居健郎：分裂病と秘密. 土居健郎（編）：分裂病の精神病理, 1 巻, pp.1–18, 東京大学出版会, 1972.
16) Schneider, K.: Klinische Psychopathologie, 8 Aufl. Georg Tieme Verlag, Stuttgart, 1967. 平井静也, 鹿子木敏範（訳）：臨床精神病理学, 文光堂, 1957.
17) Jaspers, K.: Allgemeine Psychopathologie, Aufl 5. Springer, Berlin, 1948. 西丸四方（訳）：精神病理学原論, みすず書房, 1971.
18) 小見山実：分裂病における「自他変換」現象について. 笠原 嘉（編）：分裂病の精神病理, 5 巻, pp.93–118, 東京大学出版会, 1976.
19) Sullivan, H.S.: Conception of modern psychiatry, W.W. Norton, New York, 1947. 中井久夫, 山口直彦（訳）：現代精神医学の概念, みすず書房, 1976.
20) 前田利男：ヤスパース. 新版精神医学辞典, pp.914–915, 弘文堂, 1993.
21) 飯田 真：シュナイダー. 新版精神医学辞典, pp.868–869, 弘文堂, 1993.
22) 小見山実：分裂病者における自己と他者—環界へのかかわり方を通じて. 宮本忠雄（編）：分裂病の精神病理, 2 巻, pp.73–97, 東京大学出版会, 1974.
23) Minkowski, E.: La schizophrénie, Brower, Paris, 1953. 村上 仁（訳）：精神分裂病, みすず書房, 1954.
24) Minkowski, E.: Le temps vécu. Etudes phénoménologiques et psychopathologiques, Delachaux et Niestlé, Neuchâtel, 1933, 1968. 中江育生, 清水 誠, 大橋博司（訳）：生きられる時間, みすず書房, 1972, 1973.

25) 中井久夫：Sullivan の論. 精神分裂病. 岸本英爾, 松下正明, 木村 敏（編）：精神分裂病―基礎と臨床, pp.37-46, 朝倉書店, 1999.
26) 神田橋條治, 荒木冨士夫：自閉の利用―精神分裂病者への助力の試み. 精神経誌, 78:43-57, 1976.
27) 笠原 嘉：自閉. 新版精神医学辞典, p.330, 弘文堂, 1993.
28) 大橋博司：ミンコフスキー. 新版精神医学辞典, p.910, 弘文堂, 1993.
29) Böker, W.: Selbstheilungsversuche Schizophrener. Nervenarzt, 54:578-589, 1983.
30) 諏訪 望：分裂病の不気味体験―臨床精神病理の原点を踏まえて. 精神医学, 32:118-128, 1990.
31) 広瀬徹也：Coping（対処）. 臨床精神医学, 18:435-436, 1989.
32) 藤井洋一郎：病的体験が持続している精神分裂病者の通院について. 湯浅修一（編）：分裂病の精神病理と治療, 2 巻, pp.217-238, 星和書店, 1989.
33) 小見山実：妄想気分. 新版精神医学辞典, p.768, 弘文堂, 1993.
34) 小此木啓吾：フロイト. 新版精神医学辞典, pp.891-895, 弘文堂, 1993.
35) 坂本健二：サリヴァン. 新版精神医学辞典, p.864, 弘文堂, 1993.

第III部
統合失調症の発病・寛解過程

発病から寛解までをどのようにとらえ，理解したらよいか

　第Ⅱ部で，精神科リハビリテーションを行うにあたって必要な統合失調症の疾病の特徴を，簡潔に述べた。しかしその実践においては，対象となる患者が疾病経過のどの段階にあるのかを理解しなければならない。それぞれの段階において症状が異なり，リハビリテーションの内容も異なるからである。

　ここでは精神医学の立場から，統合失調症の発病・寛解過程をいくつかの期に分けて記述する。これは主に急性期精神科病棟における精神科リハビリテーションの実践を念頭においたものとなる。しかし統合失調症の場合，再燃の危険を常に孕んでいる。したがって再燃の予防のためにも，ここで記載する期の理解は重要といえよう。

1 統合失調症の発病過程と寛解過程について

中井[1]は精緻な患者の観察から，発病から寛解に至るおおよその過程を，①発病前夜，②急性期，③臨界期，④寛解前期，⑤寛解後期に分けた。この区分は，統合失調症患者の疾病経過と彼らが体験するさまざまな現象を理解するにあたって，きわめて有用である。

● 解説

■ 寛解

精神医学においては，治癒と寛解の概念を明確にしておく必要がある。一般に精神疾患は，身体疾患のように治癒することはなく，治癒したように見えても再発しやすいことから，（治癒ではなく）寛解という概念が用いられることが多い。統合失調症では，陽性症状が消失し，安定した病像がみられた際に，寛解という概念が用いられる。一般に，症状が完全に消失した状態の場合には完全寛解，症状が多少とも残存するが状態像は安定し，ある程度の社会生活が可能な場合には不完全寛解と呼ばれる[2,3]。

図1は，統合失調症症状（主に陽性症状）のはなばなしさと，患者がもつエネルギーポテンシャルを縦軸に，経過を横軸にとって示したもので，視覚的に理解しやすいと思われる。

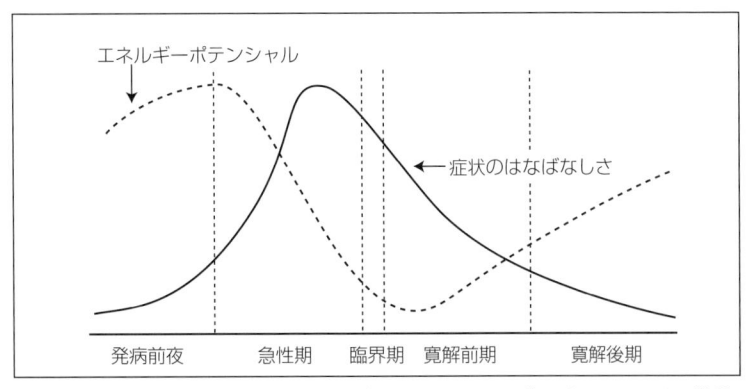

図1 寛解過程における症状のはなばなしさとエネルギーポテンシャルの推移

● 解説

■エネルギーポテンシャル

　心理学においてレヴィーン学派は，人間の「エネルギー」，「緊張力」といわれているものを，物理学的な力と同等なものとして考えた。これを統合失調症の心理の解明に応用したのがコンラート[4]である。彼は心的エネルギーに対して，力学的な場と同様にベクトルやポテンシャルを考え，エネルギーポテンシャルという用語を用いた。本邦においても，吉松[5]は統合失調症患者の心的エネルギーを「精神的エネルギー」という概念で論じている。彼によればこれには少なくとも3つの側面があるという。すなわち，①防衛機制も含め，人間はいろいろな精神活動をもっているが，それらは自己の統一性へ向けて統合される必要がある。そのための基礎的エネルギーが第1の側面である。②また人間は，内外の刺激を自己保存の法則に従って選択的に取り入れつつ，それらを意味ある像に構成していく。そのためのエネルギーが第2の側面である。③さらに人間は，時間経過の中で諸体験を重層化させる。その中で一貫した自分という意識をもつ。そのためのエネルギーが第3の側面である。

　以下に，おのおのの期についてその特徴を述べていく。なおその際には，典型的な発病・寛解過程を歩みかつ体験した世界を詳細に思い出し，言葉として表現することができた症例を紹介する。症例を通して，統合失調症患者がその急性増悪の前後でどのような世界を体験しているのかが，かなり把握できると思われる。なお症例の記載にあたっては，プライバシーを守るために，主旨に影響がない箇所は大幅に改定した点，また各期の特徴が解説内容とは多少前後して現れている点を付言しておく。

2 発病前夜

1 症例T君の場合

　T君は細身だが骨格のしっかりとした青年である。色白で多少弱々しいが，素直さと頑なさが背後からにじみ出ているような印象がもたれる。

症例

〈生活史〉

● T君一家について（家族歴）

　T君は，両親と2歳年長の兄との4人暮らしであった。父親はきわめて頑固な性格で，外面はよいが家庭内では威圧的な態度が目立った。会社員のため転勤が多く，T君が小学校に入学したころより単身赴任となり，自宅には1カ月に2回程度しか帰る暇がなかったという。母親は気が強く，夫との喧嘩が絶えなかった。子育てに関しては熱心であり，子どもに愛情も注いだが，その方法は微に入り細に入り指示を与えるものであり，「自分の思うように」子どもが対応しないと，否定的な感情を顕にする傾向があった。T君によれば兄は，このような両親を「うまくかわしながら生きられる人」であるという。

● 親にすがれなかった幼児期

　T君は内気でおとなしく，もともと人付き合いはあまり得意でなかったようである。しかしきわめて素直であり，周囲の大人からは「かわいがられていた」ともいう。このようなT君の幼児期のエピソードは少ない。しかしT君は，のちに振り返って，「最初に思い出せるのは3歳ごろで，遊園地で迷子になったときのことだ。あのときは，絶対に親に捨てられたと思い，もうこのままひとりぼっちなんだと，泣き続けていた。やっとお母さんに会えたとき，『どこまで親に面倒をかけるの！』と突き放すように言われ，誰にもすがれなくなった」と述べた。また「僕は本当は甘えん坊だったけれど，コロコロ態度が変わる母親に，なんとなく怖さを感じて甘え切れなかった」とも語った。

● 友達が大人に見えた小学校時代

　T君の小学校時代は成績もよく，また交友関係も「普通で」，「友達も少ないほうではなかった」という。ただし自分から積極的に遊びに誘うことはなく，友人に誘われ，なんとなく友人の輪の中にいたようであった。通知表には，「よく教師の言うことをきき，

素直で模範的な子ども」という評価が記されている。しかしこの時代を振り返りT君は，「自宅ではいつも母親の目を気にし，何をするにしても，それをしてよいかと聞かなければならないような子どもであった。ただしそのこと自体が辛いわけではなく，自然にそうなっていた」，「友達の家に遊びに行くと，みんな平気で親子喧嘩したり，親に何にも断らずに自由に生活したりしていた。そのような友達が大人に見えたのを覚えている」と述べている。

●自分らしいものを作ろうとした中学・高校時代

中学時代，友人より「将来何になりたい？」，「どんなアイドルが好き？」と聞かれてもT君には答えられず，「何か自分らしいものを作って，皆に遅れないようにしなければ」と思った。そこでT君はギターを始め，高校時代には自らバンドを組んだ。T君はその当時を振り返り，「人嫌いな僕が，どこか無理していた」と語っている。なおこのころのT君は，将来について漠然と「一流大学を出て一流商社に勤務するかたわら，バンドでギターを弾きアーティストとしても名を上げる。みんなからカッコいいと思われ，女の子にも人気者になる」といった夢のような考えをもっていたという。このことについて現在T君は，「それは空想です。でもいつも空想のほうが現実よりも大事なのです」と語っている。

T君が高校2年のとき，両親の不和は解決不能の域に達し，両親は別居状態となった。当初両親は「子どものことを考えて」最小限の連絡を取り合っていたが，やがて子育ての方針でも対立し，結局母親が「子どものことは全部自分が責任をもつから口出しするな」と父親に告げ，以後両親はほとんど連絡をとらなくなった。

●大学受験の失敗

高校3年時，母親より何度も「あんたには，学歴をつけてきちんとした大人になってもらわなければ困る」と言われ，T君は一流大学の受験を試みた。しかし受験に失敗，このときT君は「さすがにショックは受けたものの，空想の世界と現実が入り交じり，漠然と『来年には○○大学に入り，楽しく過ごしているヴィジョン』に浸っていた」という。一方この時期の母親は，T君にさかんに慰めの言葉をかけてはいたものの，「辛く当たる」ことも少なくなかった（「浪人なんかして……。あんたのせいで，私の教育方針が間違っていたとお父さんから言われてしまうでしょう。今度こそはがんばってよね」と言われる，など）。このようなこともあってか，T君は「段々自分の殻に閉じこもった」という。以後，T君は2回受験を試みたが失敗，浪人も3年目に入った。

〈現病歴〉

●焦りと希望の中で

浪人3年目，T君には「気力の低下，集中力の低下」と同時に，「焦りが生じた」。「今すぐにでも，自分の将来を決めなければ……。もう1年浪人するか，就職するか，1日中考えたが，考えはまとまらなくなった」。「いてもたってもいられなくて，アルバイト先を見つけようと，町中を歩き回った」。「ある晩，自分でもこれではいけないと，落ち着くためにギターを抱えた。そのときふと，僕は音楽の才能で生きていけるのではないかと思い，希望の光に包まれてフワーッと舞い上がった。どんどんどんどん，ギターにのめり込んでいった」。しかしT君のこのような姿を見て母親は，「ギターなんかやって

いないで，真面目に勉強しなさい」と言うばかりであった。そのためT君には「母親に対して，強い恨みの感情がわいてきた」(浪人3年目の5月)。

●変容していく世界の中で

　それから1カ月間(6月上旬〜下旬)，T君と母親には口論が絶えなかった。T君は「もう周囲のことが何も見えなくなり，ギターのみに熱中した」。この時期を振り返りT君は，「もはや冷静な判断はできなかった。気分が不自然に高揚した。どこまで僕は突っ走るのだろうという不安や，いつかは行き倒れて破滅してしまう予感はあった。しかし感情のコントロールができない状態に陥ってしまっていた」と語っている。またこのころのT君は，「感覚が麻痺したような状態になり，疲れも感じないし，まわりの世界もまるでガラス窓越しに見ている風景のように感じられた」こともあった。

　7月に入ると，「馴染んでいたはずの景色が，よそよそしく感じられた。自分でも変だなあと思った」。「まわりの人々は，何か意味ありげな振る舞いをするようになった。子どもたちや女子高生たちの笑い声もことごとく気になった。小さなことがものすごく気になった。僕ひとりが知らない何かがあるようだった。何を見ても何を聞いても，確かなものはひとつもなかった。かといってそれを知る術もなく，途方にくれた……」。(51頁に続く)

2 具体的な特徴と精神病理

1) 発病への道筋――出立の試みと挫折

　T君の発病過程は，統合失調症患者の発病前の心性(精神病理)を雄弁に語っている。発病前の統合失調症患者の多くは，「自分がない」こと，自分が社会的存在として生きていくことが困難なことを直覚し，何とか「自分をつくろう」と努力(自己の確立の努力)を始めるようである。彼らの多くは家庭(ないし家庭のもつしきたり)にとどまっている限り，自分を見いだせないこと，また複雑に絡み合った家族関係の中にあっては「自分ができてこない」ことをも直感し，その枠外に必死に飛び出そうとする[6]。T君も浪人3年目に，母親の意見をきかず，おそらく初めて自らの道を模索し始めたのであろう(アルバイトを見つけようとした)。このようにして彼らはいまだ「自分ができていない」のに，これまでおかれていた立場から「出立」[7]しようとする。しかしそこには当然無理があり，その試みは挫折する。そして「我を失い」，「帰るべき故郷もない」まま[6]，やがて精神病的世界にまよいこんでいくことになる。

2) 周囲の世界の変容

　発病の前駆段階では，自分を取り巻く周囲の様子が変貌し，しかもその意味がわか

らない状態（**妄想気分**）を体験する〔37頁参照〕。当初は，その変化した世界における出来事が自分と関係があるか否かもわからない。T君の場合，「なんか町を歩く人の姿が変で，馴染んでいたはずの景色がよそよそしく感じられた。自分でも変だなあと思った」状態が，それにあたる。ちなみにコンラートはこの状態をトレマ（戦慄；Trema）と呼んでいる[4]。

● 解説

■ **コンラート**（Klaus Conrad, 1905〜1961）
　ドイツの精神医学者で，ドイツ心理学の主流の1つであった形態分析（Gestaltanalyse）を発展させ，神経心理学の分野で業績を上げた。その後，同じ方法を精神病理に適用し，これをもとにして著名な『統合失調症のはじまり』（Die beginnende Schizophrenie）を発表した。これは統合失調症の全事象を統一的な視点からとらえようとしたものであり，それによって統合失調症の発病過程をつまびらかにした[8]。

3）余裕の喪失

　この時期，多くの患者は「ゆとり」を失い，「あせり」の只中に陥る。往々にして，周囲の変容とともに目の前で起きている小さな現象を大きくとらえてしまう傾向もみられる[9]。T君の場合，6月ごろから「ゆとり」を失い，7月には周囲の人の些細な振る舞いや笑いが気になり，そこに何か大きな意味を読み取っていた。

　ところでこのような事態に対応する際には，これまでの自分の体験と照らし合わせて問題を限定化する方法が一般に有効である。たとえば，「この前にもこのようなことがあった。あのときはこうだったから今度も同じように考えればよい」などと限定すると安心が得られる。中井[1,9]はこれを「**範例指向性**」と呼んだ。しかし統合失調症患者の場合，具体的な範例を無視して，いきなり目の前の小さな現象を，（無理やり）全体的な視点に立って統合しようとする。T君の場合も，51頁に記載するように，まもなく単なる女子高校生の笑いを「僕が才能もないくせにギターを弾いている」，「大学にも行けないくせにのぼせあがっている」ためのものとして，現実離れした統合的解釈を行うようになる。中井[1,9]はこれを「**統合指向性**」と呼んだ。この特徴は，現実世界よりも内的世界が優位な自閉的な生き方〔35頁参照〕とともに，彼らの指向性を理解する1つの鍵となる。

4）自律神経症状の高まりと一念発起

　この時期には自律神経症状も目立ってくる。多くの患者では睡眠障害がみられ，めまいや動悸を訴える者もいる[1]。さらには「一念発起」ともいえる現象もみられ[6,10]，たとえば種々の資格の取得や，一流大学の受験などの道に突き進む。資格にしろ一流大学にしろ，これまで有効であった現実的な範例から飛躍したものが少なくない。このような壮大な視野に立つことによって彼らは，不確かな状態にある自分の位置づけ

を試み，何とか自己を成立させ，事態を打開しようとしているのであろう。これもまた「統合指向性」の現れと思われる。T君の場合は，ギターへのめり込み，それによって有名になろうとしていた。

しかしこのような指向性は現実に功を奏さないことが多いばかりか，自分自身を完全に追い込みかねない。ドイツ語でこのような現象はフェアシュティーゲンハイト（Verstiegenheit）[11]と呼ばれ，下りられなくなるところにうっかり「身の程知らず」に登ってしまうという意味をもつ。したがって，いったんこの道に入り込んでしまえば後戻りができなくなり，もはや発病は間近い可能性がある[12]。安永[13]はこれを「柄にない行動」と呼んだ。

5）時間構造の変化

この時期には往々にして時間構造の変貌がみられ，過去から現在への主観的な時間の連続性（これを**カイロス的時間**という）が失われていく。このとき患者の内界では，過去が現在に近づいてくる。とくに現在の危機的状況を予感させるような過去の象徴的な出来事が，身の傍らに蘇ってくる[10]。T君の場合，「幼稚園のころ，遊園地で迷子になったとき，絶対に親に捨てられたと思い，もうこのままひとりぽっちなんだと，泣き続けたことを覚えている」と語っていた（この事実はのちにT君が再発した際にも，再発前夜の時期に語られた）。またこれに対する母親の反応は，「そんなことは覚えていない。何くだらないことを悩んでいるの」というものであったという。これは過去の「どこまで親に面倒をかけるの！」という反応と相通じていた。このような象徴的な出来事は，患者にとってみれば「一事が万事こうなのだから」という家族に対する絶望感を改めて痛感させ，孤立無援な感覚をもたらし，孤独な闘いを強い，やがてくる挫折を強く予感させるようなものである[10]。

6）周囲からの誤解と孤独な闘い

世界の変容，余裕の喪失，統合指向性の顕在化，一念発起などの現象は，周囲の人たちと共有できる世界から遠のいていく過程でみられるものである。患者の多くはこの道を進むしかないのであるが，中井[14]も指摘しているように，このとき患者自身も病的であることに気づいていたり，また周囲からもそういう目で見られているという認識をどこかでもっていたりする。彼らの中には，統合指向性を最大限発揮して「健康であることを維持しよう」とする者もいるが，この種の行為はますます病的な感じを周囲に与えてしまう[14]。そのような闘いはさらに孤立感を呼び起こす。そのこともまた彼らは感じ取っていることが多い。T君の闘いの中にもこのような心性が読み取れる。

7）行き詰まり

このような状態における彼らの闘いは，早晩**行き詰まり**に陥る。どのような手段をとったにしろ，もともと自己の成立に問題をもつ彼らにおいては自我境界もあいまいとなる。周囲の人物に対しても「馴染み」の感覚が失われる。これが，先にも述べた自分を取り巻く周囲の世界の変容を加速する。そこでは行き詰まりとともに，統合指向性ももはや対処戦略としての機能を果たさなくなり，精神病的世界が開けてしまうのであろう。T君の場合，もはや確かなものは何もなくなり，「それを知るすべもなく」なった時点が行き詰まりであり，たしかにその直後に妄想世界が展開してきた。

3 家族の対応の特徴

この時期の患者に対して，ほとんどの家族はきわめて萎縮的な対応か，激烈な対応かの，いずれかをとる[10]。対応の仕方をめぐって家族間で意見の違いが生じ，それが感情的な争いや，相手の急所を突くような攻撃をし合う事態に発展し，その中で家族自身の意外な欠点，脆さ，弱さが露呈されることもめずらしくない[10]。

この時期の家族の心境にも特徴的なものがある。多くは患者が統合失調症ではないかという強い懸念をもち，怯える。のちに述べるようにT君の母親は，精神科受診に至っても，「精神病ではないですよね」と医師に繰り返し確認していた。またこれと軌を一にして，とくに両親は，「自分が原因で病気にしたのではないか」という不安をいだく。鈴木[15]も述べているように，とりわけ問題となるのが，育て方をめぐってである。「もしかしたら自分のせいで」という疑いが浮かべばすぐにそれを否認する機序が働き，自分以外の人に原因を見つけ出そうとすることもめずらしくない。極端な場合には攻撃が本人に向けられ，「お前がこんな病気になるから，私が責められる」といった非難にまで発展しかねない[15]。

両親がすでに別居していたT君の家では，両親の間の争いは目立たなかったが，母親はT君の一挙手一投足に反応していたようである（のちにT君が語ったところによれば，この時期母親から「あんたが変なことにでもなったら，お父さんから責められるのはこの私なのだからね」と再三言われていたらしい）。いずれにしてもわれわれは，一般にこの時期の家族がこのような苦境に立たされていること，そしてその中で患者がさらなる孤独な闘いに邁進していかざるをえないことを念頭においておく必要があろう。

3 急性期

　この時期には，操作的診断の項〔19頁参照〕で述べられた幻覚や妄想などが最も激しくみられる（『DSM-IV-TR』で示した活動期にほぼ相当する）。ここでは急性期の患者が何を体験しているかを簡単に述べる。それによって，なぜこの時期の患者へのリハビリテーションの実施（社会復帰を目指した積極的かつ活動的なリハビリテーションプログラムへの導入）が好ましくないかということを理解できると思われる。

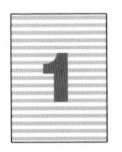

1　症例 T 君の場合

症例

●妄想世界の展開

　（47頁から続く）浪人2年目の7月，T君には「急に才能もないくせにギターを弾いている」という声が聞こえた。T君の陳述によれば，「あるとき，ギターを弾いていたら女子高生の笑い声が聞こえてきた。それですべてがわかった。『僕が才能もないのにギターを弾いていることが，町中に知れわたっている』，『大学にも行けないくせにのぼせあがっていると皆が噂している』とわかった」とのことである。それ以来T君は自分の部屋から出なくなった。自室でも常に誰かに見られている気がし，やむをえず外出しても「すれ違った人の考えが，自分の（頭の）中に入り込み」，「勝手に交番のほうへ歩かされたり」，また「自分の考えが抜き取られ，警察に知らされたり」して，恐怖に怯えていたという。また自宅へ戻っても，頭の中が騒然とし，頭の中で「才能もないのにギターを弾いている。いやまだ間に合う」といった会話が繰り返されていた。睡眠時間も極端に短縮し，「頭が妙にさえわたった」という。

●奇異な言動の出現

　7月中旬T君は，「自分にギターの才能がないことを思い知らされた」ため，唐突に庭で自分のギターを燃やした。また音楽関係の本を全部始末した。このときを振り返りT君は，「本当に自分で才能がないと思い知ったのは，音がバラバラになり，旋律を描けなくなったから。それと周囲の冷たい視線と自分を嘲笑する声に圧倒されたから」と述べている。

7月下旬、「家の中の雰囲気も変わった」。「自分の行動がすべて知れわたっている、どこかに盗聴器がしかけられていると直感し、それ以来壁の傷、壁のしみなど目に見えるものがすべて気になった。兄や母にも盗聴器を探すように頼んだが、『馬鹿なことを言うな』とけんもほろろに言われるばかりで僕は孤独だった。本当に1人で闘わなければならなかった」。

● 精神科受診へ

8月上旬、ふとT君は「僕は皆から馬鹿にされている。だから皆の役に立つことだけをしていれば、だれも僕を責めないはず」と思い、目に飛び込むものすべてに対し、「愛情をもって接しよう」とした。この時期T君は頻繁に家を飛び出し、いきなり酒屋の自動販売機を動かそうとしたりして（通行者に邪魔な位置にあったから）、客観的には言動のまとまりを欠いた。また兄が飼っていた犬が「暑くて苦しそうなため」、犬の体毛を鋏で切り落とした。この行動を見た兄がT君の「異常性」に気づき、母親とともにT君を精神科に連れてきた。

〈治療経過〉

● 初診時の様子

初診時のT君は、母親と兄に付き添われて診察室に入室してきた。診察室では落ち着かず、椅子に腰掛けて部屋の中を見回したり、立ち上がって壁のしみをじっと見たりしていた。母親は「何しているの？」、「怖いの？」、「大丈夫だから落ち着いて座りなさい」、「先生に何でも言いなさい」とT君にたたみかけるように述べた。そのような母親を、静かにたしなめる兄の姿が印象的であった。結局医師（筆者）とT君、兄との会話から、彼には「世界が変わった、みんなが僕を馬鹿にした目でみている」（世界変容感・被害妄想・注察妄想）、「僕のしようとすることが皆にわかられてしまう、考えが周囲に伝わってしまう」（考想察知・考想伝播）、「他人が何を考えているのかも僕にはわかる」、「僕のことを馬鹿にする声が聞こえる」（幻聴）などがみられ、幻覚・妄想状態にあることが察せられた。入院治療が必要と判断され、T君は入院（医療保護入院）となった。このとき母親は医師に、「精神病ではないですよね」と繰り返し確認した。筆者は統合失調症の可能性が高いことのみを告げておいた。

● 入院後2週間の様子

入院後T君はきわめて緊張が高く、言動にもまとまりがなかったため、保護室にて治療が開始された。抗精神病薬（ハロペリドール20 mg/日の静脈注射と同剤10 mg/日の経口投与など）は投与されたが、数日間は精神運動興奮も目立った。T君はさかんに「僕の考えが見透かされていて怖い」と述べ、怯えていた。それに対して医師や看護師がT君に「この部屋の厚い壁が君を守ってくれるから大丈夫」と保障を与える日々が数日間続いた。1週間後、精神運動興奮は軽減され始めた。この時期のT君は、さかんに「今何時ですか」、「今日は何月何日ですか」と医師に確認していた（これに対しては、部屋の中にカレンダーを入れることで対処した）。入院10日目からは、1日30分程度の保護室の開放が試みられた。当初は「怖い」と述べていたが、入院2週間目からはデイルームに身をおくことにも慣れ始めた。（56頁に続く）

2 具体的な特徴と精神病理

1）急性期に展開される病的世界の基本特徴
　　──とくに妄想をもつ症例を中心に

　コンラート[4]によれば，この時期の患者にとっては自分の眼前に展開する世界と自分自身は次のように体験される。まず，あらゆるもの（の存在）が完全に「世界」（すなわち周囲側）対「自己」（すなわち自分側）に二分されている。しかも，通常ならば存在するはずの両者間の相互交流はなく，「世界」と「自己」の統合もみられず，一体感も感じられない。そして「世界」は一方的に（自分に対して何か）「意味するもの」の総体となり，逆に「自己」は一方的に（世界から）「意味されるもの」となっている。すなわち，患者の自己は世界（周囲）によって「読まれ」たり「操られ」たり「影響され」たりする。それも誰か特定のひとではなく，世界全体ないし世界全体を代表するような「なにものか」によってである[16]。これが極端になれば，たとえ特定の人物とかかわっていても，その人物は自分にとって馴染みのある個人でなく，単なる「ひと」になっているのである。それは自分を「読む」だけの「ひと」か，まったく無関係の「ひと」かである[17]。T君の場合では，「世界」の側は「才能もないのにギターを弾いていること」，「大学にも行けないくせにのぼせあがっていること」を知り，「なさけない」自分の心を読み取る存在に，自分のほうは単に読まれてしまう存在に化していた。

　すなわち変容した世界ないしその中の不思議な出来事は，発病前夜とは異なり，おおよそすべてが自己と関連しており，しかもなんらかの意味をもって自分の前に現れてくるのである。ちなみにコンラートは，たしかに自分との関連はあるが，その意味まではつかみきれない時期をアポフェニー期，その意味まで明確になった時期をアポカリプス期と呼んだ。

2）カオスの世界・騒然とした世界

　中井[12]によればこの時期の患者は，通常ならば意味をもたないようなごく些細な周囲の状況変化をも克明に記録していく。また患者の内界でもさまざまな事柄（考え）が生起してしまい，それらが八方から，しかもバラバラに患者に押し寄せ，応接にいとまがない[12]。とにかく患者は，情報が散乱したカオスの世界に身をおいているのである。T君の場合，「頭の中が騒然とし」，音楽の音もバラバラになっていた。このような状況では曲を構成していくことができなかったであろうことも，容易に推察できる。

3）覚醒度の高まり

　この時期の患者の覚醒度はきわめて高まる。睡眠時間は減少し，睡眠自体もバラバラとなる[1]。たとえ睡眠が得られたとしても決して良質なものではなく，疲労は蓄積される一方である。常に 2)項で述べたような状態にあり，それは超覚醒状態と呼べるものである[1]。

4）時間構造の変化

　時間の連続性も破壊される。カイロス的時間〔49 頁参照〕，そして自分や世界に馴染みの感覚を生み出してくれるような時間は消え去り，それに代わって無機質で機械的な時間（**クロヌス的時間**）だけが存在するようになっている[1]。T 君の場合も，保護室の中でさかんに「今何時ですか」，「今日は何月何日ですか」と医師に確認していたが，これはクロヌス的時間を頼りに，なんとか時間の連続性を代償しようとしていた行為とも思われる。

　これとともに，言語もまた単なる記号的なものにとどまり，自分の経験に基づいた重みを背負ったものではなくなる。逆に日常の挨拶語のような記号的な言語だけが無傷のまま残される[10]。一般にこの時期の患者は，たとえ礼儀正しくとも，周囲の者にとってそれは，長い人生を歩んできた人がその総体として醸し出す安定感と深みのある礼儀正しさとしては感じ取れない。彼らの言動は基底に存在する時間の断裂とあいまって，深い意思や先の展望が読めるような発展的なものではなくなる。周囲からは，単なる強迫的・機械的反復のように映る[1]。

5）破瓜型・妄想型・緊張型の急性期

　統合失調症の急性期においては自我障害が顕著に認められ，上述の諸特徴もそれと深く結び付いたものである。しかし統合失調症患者も，その亜型によって急性期の体験のされ方に違いが生じてくるようである。中井[1]の論述を参考にすれば，破瓜型においては，自己の能動性が減弱し，自己は単に（世界の側から）「読まれるもの」ないし「意味されるもの」に化する。そしてその恐怖におののき，圧倒される。妄想型においては，自己の能動性が亢進し，勝手に（強引に）世界を読むようにもなる。これが妄想という症状として周囲の者からはとらえられることになる。緊張型においては，完全に世界の側に自己の存在を立たせてしまい，自己は消滅して世界全体と同期化する。いわば世界とともに揺れ[1]，自己の意思は完全になくなってしまう。この状態は周囲の者からは緊張病症状としてとらえられる。しかし実際には，これらはきれいに分けられるものではない。

3 急性期の患者への対応の仕方

　急性期を脱するには，中井が述べるように，まず情報のインプットを減らし，明るく静かな環境において体力を回復することが必要であろう。しかし同時に，信頼できる人物（単なる「ひと」ではない誰か）が余裕をもって傍にいてくれることが望ましい[12]。家族が前項で述べたような状況におかれている以上，多くは主治医や看護師がその役を担うことになろう。しかしそれも，患者が「世界」対「自己」に二分された世界に住んでいる以上，容易なことではない。ここで注目されることは，シュビング的な接し方である[18]。彼女は何よりも「母性性」（Mutterichkeit）と「われわれという体験」（Wir-Erlebnis）を重視した。患者にそっと寄り添うこの姿勢は，孤立無援の状態に陥っている患者にとって安心感や安全感を育むこととなろう。

　いずれにしてもこれまで述べてきた事柄からは，この時期のリハビリテーション的な働きかけ（積極的・活動的なリハビリテーションプログラムへの導入）がいたずらな情報のインプット（彼らにはバラバラなものに感じられる）にすぎず，余計に患者を混乱させることは明らかであろう。

●解説●

■シュビング（Gertrud Schwing, 1905〜）
　統合失調症に対する精神療法の先駆者の1人であり，ウィーン大学で精神分析的な訓練を受けた看護師であった。彼女は統合失調症患者にも陽性転移が起こりうること，そして彼らに欠けている「母性性」（「母なるもの」がもつ絶対的受容の精神）と治療者との間に展開される「われわれという体験」（治療者−患者という役割を超えた，より根元的な人間関係）が重要なことを自らの臨床経験から実証した。たしかに彼女が看護する患者は驚異的な回復を示した。しかし彼女が去るともとの状態に戻ってしまうことも事実であり，彼女はその後医学を学び，統合失調症の治療理論を『精神病者への魂の道』としてまとめた[19]。

4 臨界期

1 症例T君の場合

症例

●入院後14日目から20日目の様子

（52頁から続く）入院2週目から，T君はデイルームに身をおくことにも慣れ始めた。一方この時期のT君は医師に，「このままでは間に合わない。早く退院して大学受験の準備をしなければ……」と焦燥感を語っていた。その訴えは執拗で，焦燥感の強さがうかがえた。また「呼吸が苦しい」，「胸がドキドキする」などの身体症状の訴えも増加した（数日間持続）。入院20日目よりT君は多人数部屋に移動したが，当初は病棟内の他の患者に対し，「皆僕を馬鹿にしているような気がする」，「皆に見られているような気がする」といった被害念慮がみられ，全身を布団で覆っている姿が目立っていた。また同室の他の患者を指差し，「あの人の目が怖いです」，「あの人の目が攻めてきます」と看護師に述べるなど，改めて病状の深さ（自我障害）を認識させられる言動が散見された。（59頁に続く）

2 具体的な特徴と精神病理

1) 臨界期の概念

臨界期とは，急性期の終結と寛解過程への転換を告げる一連の現象が観察される時期をいう[1]。一般にこの時期はつかみづらいが，この時期には，以下に述べるような一過性の諸現象が幾分唐突な形で出現する。T君でいえば，入院14日目から20日目あたりがこれに相当すると思われる。

2）フワリとした感覚の体験

　この時期，患者は急激に外からの圧迫感の消失（「フワリとした感覚」[1]）を体験する。これは，自己が失われてしまった状態（外界との境界が失われ，外から直接「読まれる」だけになってしまった存在）から，再び自分というものの回復してくる兆しが認められ，行動における自由度が戻り始めたためと思われる。ただしこの「フワリとした感覚」の発露が，周囲にはむしろ自我境界の消失（すなわち自我障害の顕在化）として感じられ，悪化の徴候と間違われやすい[1]。T君の場合，この感覚の存在は周囲から感じ取れなかったが，同室の他の患者に対する怖さをその人物の前で直接表現した行為の中に，自由度の回復を読み取ることができるかもしれない。T君のこの行為は周囲に病態の深さを認識させたとともに，当該の他の患者のこころを傷つけることにもなった。

3）多彩な自律神経症状の出現

　この時期には，自律神経症状が再び目立ってくる。下痢と便秘の交代，原因不明の発熱，めまいがみられやすい。また薬物の副作用の増大も一般的にみられる。さらに，自律神経系を巻き込んだ激しい悪夢が出現することがある（中井[1]より）。

4）時間構造の変化

　本人がおかれている世界の中では，時間の連続性が幾分戻り始める。ただしそれは十分なものではない。むしろ焦燥感が極度に強まり，一気に将来のことが時間を越えて気になる。将来が現実をはるかに超えた圧倒的な意味をもって揺さぶりをかけてくる[12]。木村[20]のいういわゆるアンテフェストゥム（antefestum）という構えがきわめて強くなる。T君の「このままでは間に合わない。早く退院して大学受験の準備をしなければ……」という言葉は，これを象徴する。さらには再び**共人間的世界**に開かれたことによる不安（すなわち，孤独な闘いの世界である妄想世界から，他者と共有し合う現実世界に身をおくことによる不安）もこれに拍車をかけるのであろう[12]。中井[12]は，これが治癒過程の一段階であることを患者に告げるだけで，不安は大幅に減少すると述べている。

●解説

■アンテフェストゥム

　木村敏が統合失調症患者の自己および世界へのかかわり方の中にみられる時間構造に対して用いた用語である。アンテフェストゥムとはラテン語の「祭りの前」の意味であり，そこから転じて統合失調症患者にみられる「未来の可能性を求める先走り」を表す。彼らの場合，自己が脆弱であり，発病前から常に自己の確立を求めて現実より先走ろうとする傾向をもつ。この「先走り」は，客観的時間軸上の未来だけでなく，過去にとらえそこなった可能性に対する悔やみの形でも現れることがある。な

おこのアンテフェストゥムは，単極性うつ病患者の自己および世界へのかかわりの中にみられる時間構造であるポストフェストゥム（「祭りの後」）と対極をなすという。うつ病患者の場合，統合失調症患者とは異なり，未来の何かではなく既存の価値秩序を重視し，経験の蓄積や前例に頼ってそのつどの行動を決定しようとする。彼らにとって秩序の急変は適応不可能な事態を意味し，このことは「取り返しのつかない後の祭り」として感じられる[21]。

5) 病気への振り返り

この時期はまた，内省能力も回復し始める。まだエネルギーの枯渇はないため〔43頁の図1参照〕，時間の連続性が戻り始めると同時に，生き生きと体験を振り返る時期が認められる[1]。この現象は実際には寛解前期に入ってからみられることもある。T君の場合，次章で提示するように，入院6週目にこれまでの生活史や恐怖の体験を医師に一気に語った。

3 よくみられる家族の対応と誤解

これまで述べてきた臨界期の諸現象は，一般に家族に相当大きな不安を巻き起こす。とりわけ自律神経症状の出現を受けて，「薬の副作用で体がだめになってしまったのではないでしょうか」，「脳腫瘍ではないでしょうか」といった問いをしばしば聞く[12]。

5 寛解前期

1 症例T君の場合

症例

●入院1カ月目から2カ月目の様子

（56頁から続く）徐々にT君は（布団の中で）睡眠に陥るようになり，入院1カ月目にはほとんど終日自床で眠っている状態となった。この時期には前述の精神病症状がほぼ消失した反面，T君の表情は弛緩し，全体的に覇気が感じられなくなった。自発的な発語はなく，医師や看護師の話しかけにも「はい」，「いいえ」と機械的に答えるか，「なんとなく憂うつです，いやな気分になる」と語るのみであった。ただし，入院6週間目にはこれまでの生活史や恐怖の体験を医師に語り始めた（前述の母親に対する否定的感情ないし両価的感情，発病に至る恐怖の体験の時間的変遷のほとんどが，この時期にベッドに臥床しながら，ないしは面接室で語られたものである）。

その後T君はデイルームで過ごす時間が徐々に増えたが，そのほとんどは窓辺の椅子に座って外を眺めているのみであった。ある日，主治医がT君の隣に座り，「今日は夕立が来そうだね」と語りかけると，「そうですね，夏ももう終わりですね」としんみりと語っていたことは，印象的な出来事であった。しかし他の患者が話しかけてもほとんど返事はなく，そのような場合には早々に自床に引き上げていく姿が目立った。

入院8週目，T君はデイルームで窓を背にして座ることが多くなった。その視線は他の患者や看護師の動きに注がれ，徐々に周囲の人物に対して興味を示し始めたようであった。ただし面会に訪れた母親から，「ボーッとしていないで，少しは自発的に何かをしなさい」と言われると，T君は困惑していた。そして面会後主治医に「僕は何もできません。何かしようとしても頭がまとまらなくて空中分解します。……憂うつです」と述べていた。（63頁に続く）

2 具体的な特徴と精神病理

1）寛解前期の概念と特徴

中井[1]によれば寛解前期は，臨界期にみられた自律神経系の不安定な状態が鎮静に向かい，おおむね副交感神経優位の状態が続く時期である。それを反映してか，体重増加や臥床傾向がみられ，しばしば消耗感，集中困難が自覚されるようになる。この時期の睡眠は全般的に質のよいものである[1]。

患者自身，1人でいるときには一種の余裕や「繭に包まれた」感覚を体験する。それは内的事象（こころの中の出来事）・外的事象（外界で起こっていること）からの軽度の疎隔感，すなわちそれらが遠くで生じている感じ，そしてあたかも自分自身が温室の中にいるような感じである[1]。

2）時間構造の特徴

時間の連続性は臨界期以上に戻ってはくるが，なお不完全である。ただし上に述べた「繭の中」にいる限り，患者にとっては時間の連続性はかなりの程度自然に感じられているようである。T君が幼いころの思い出やこれまでの精神病体験を語れたのも，このような状況の中にあったためと思われる。ただし「自ら何かをすることを求められたり」すると，たちどころに時間の連続性のなさが障害となって行動はさえぎられる。時間の連続性が十分な程度あって，初めて統合された一連の行動も円滑に行われるものだからであろう。患者の中にはこの連続性のなさに気づいている者もいる。たしかに彼らがこの感覚の持続を強く求めたり，外から持続を必要とする強制が働いたりすれば，連続性の不十分さや統合作用の不全感に直面し，「乗り越えられぬ壁のようなもの」を感じ取ることになりやすい。それは特有の**抑うつ気分**としても体感される統合失調症後抑うつや，永田[22]のいう**寛解後疲弊病相**とも深く関連すると思われる。

● 解説

■寛解後疲弊病相
寛解前期の遷延化として，永田は寛解後疲弊状態に注目し，その特徴を次のように記述した。①（了解可能な心因）反応性の部分：これは疾病それ自体の一次性の現象ではない。「負い目」の体験，自己価値の崩壊に対する自我の反応などがこれに含まれる。②急性期と連続性をもつもの：これは臨界期を越えたあとにもみられる。急性期と連続性をもつと考えられる現象である。たとえば，睡眠過剰，外界との非親和性，生彩のない幻覚・妄想の断片の再出現などがこれに含まれる。③新しい事態：作業の障害，他者に対する「振る舞い」の障害や自明性の喪失の内省などがこれにあたる。しかし，これらの障害がこの時点で初めて起きた現象かどうかは問題を残している[22, 23]。

3）エネルギーの低下

　この時期は，心的エネルギー[5]の低下が顕著である。患者は急性期において壮絶で孤独な闘いをしてきたのである。エネルギーの消耗は非常に大きい[1]。この時期のT君もスタッフの呼びかけに機械的に返事をするのみであった。とにかくからだの動きもこころの動きも自然に停止しているのである。ただしこの消耗感と時間の連続性のなさの感覚が強ければ，憂うつとも不快とも倦怠感ともいえるような，なんとも表現のしようのない感覚が呼び起こされる[24]。T君の「なんとなく憂うつ，嫌な気分」の背景にはこのような感覚があったのかもしれない。なお，心的エネルギーの回復にはかなりの時間を要する。

4）突発的な出来事に大きく揺さぶられる

　中井[1]によれば，「繭に包まれた」状態は，休息の場としてエネルギーの回復には好都合である。しかし突発的な出来事への対処にあたっては無力であり，そのことは患者自身もわかっていることが多い。たとえば対人場面はごく些細な突発事の連鎖である。したがってこの時期の患者は，対人場面をとくに苦手とするという。T君の場合には，この時期，デイルームで過ごす時間が徐々に増えたが，そのほとんどは窓に向かって椅子に座っているのみであり，他の患者が話しかけても，早々に自床に引き上げていた。このような傾向はとりわけ破瓜型の患者に目立つ。

5）各人に固有なテンポの回復がみられる

　患者はこの寛解期を固有のテンポで通過する[1]。したがってこのテンポを感得し，それに合わせて治療の歩みを進めることが肝要である。

6）破瓜型と妄想型の相違

　上述の特徴は統合失調症のいずれの亜型においてもほぼ共通したものではあるが，このような状態に対する反応の仕方には相違がみられる。中井[1]によれば破瓜型の患者の場合は，個性的なもの，ないしは自己を表出させられるようなものを回避する傾向をもつ。一方，妄想型の患者は，世界（主に外的世界）に対して全体的見地を無視した強引な統合形成を試みる。破瓜型が変化を否認して自己のなさという弱点を守ろうとするのに対し，妄想型は時間的空間的距離を否認して世界の統合を試みるのである。これらの指向性はいずれも患者が発症前からもっていたものである。それは現実社会への適応に必ずしも有効なものとはいえない。しかしこの時期の心的エネルギーの乏しさを考慮すれば，自己の存在をかろうじて守り抜くための適合的な側面をももつことを，周囲の者は認識しておくべきであろう[1]。

3 よくみられる家族の対応と誤解

　寛解前期の見栄えのなさは家族に大きな不安を呼び起こす。「寝てばかりいますが体がなまってしまわないでしょうか」、「廃人になってしまったのではないですか」という問いをしばしば聞く[12]。時にはその不安から患者を無理やり退院させようとしたり、外出させたりすることもある。われわれはこの時期の休息がエネルギーの回復にとって重要であることを説明する必要がある。

4 寛解前期の患者への対応の仕方の基本

　この時期の患者は、「繭の中」で沈黙を守る。中井[12]も指摘しているように、家族同様、医療者はこの時期、何も語らなくなった患者に対して焦りを感じ、病的体験や現在の症状を根掘り葉掘り聞くことがある。動きの少ない彼らを無理やり日課に参加させようともする。しかしこの沈黙を破るよりも、この沈黙をともにすることが必要である。周囲の者が強引に社会的行動を強いると、患者は自らの内的リズムに関する感覚を失う。先にも述べたように「繭の中」にいる限り彼らは時間の連続性をある程度自然に感じているが、それが破られると連続性も失われてしまう。その後エネルギーが回復しても、もはや外からの働きかけがなければ行動することが困難となることもありうる[12]。

　以上より、この時期においても、強引に精神科リハビリテーションプログラムを導入すれば、患者の（固有なテンポの）回復は妨げられる。この時期の対応のポイントは、あくまでも安心して「休養」できるように配慮することであろう。

6 寛解後期

1 症例T君の場合

症例

●入院2カ月目から退院までの様子

（59頁から続く）入院10週目ころよりT君は他の患者との交流を始め，徐々に活気も戻り始めた。T君はデイルームで毎週開かれている集団療法に興味を示し始め，それに参加しているメンバーの輪を遠くから眺めていた。

さらに入院12週目には，集団の輪の中にこそ入らなかったものの（集団療法の正式メンバーにはエントリーされていなかった），輪の外に座りメンバーの意見に聞き入っていた。このときの話題は消灯時間（病棟消灯時間は9時30分であったが，テレビ番組の途中で部屋に戻らなければならないため，10時まで延長してほしいという要求が相次いで出されていた）であった。司会者（筆者）はメンバーからの「圧力」に1人で対応していた。このとき筆者は，参考意見として輪の外にいたT君に「どう思う？」という質問を発してみた。T君は「患者さんの中には早く寝たい人もいる。邪魔されたくない人もいる。だから僕はこのままの消灯時間でもよいと思う」とハッキリと自己主張した。のちに筆者がT君に「意見を言ってくれてありがとう」と礼を述べると，T君は「あんなに自分の意見が言えるとは思わなかった」と述べていた。その後T君には急速に活気が戻り，入院14週目からレクリエーション療法（ソフトボール，サッカー）にも参加し始めた。また外泊も繰り返され，退院に向けて準備が進んだ。しかしT君は，「家に帰ると母が『これからどうするの？』とうるさいんです。『どうする』と言われても今の僕にはまだ考えがまとまりません。無理して将来を眺めようとすると時間がつながらなくて，憂うつになってきます。外から無理やり計画されたり，無理やり考えさせられたり，押しつけられたりすると，苦しいんです」と語った。

その後，主治医，T君，母親，精神保健福祉士による面接が繰り返され，母親に対して焦らぬよう説得するとともに，その後病院併設のデイケアに参加し，社会復帰を慎重に進める計画が立てられた。入院17週目にT君は退院した。（67頁に続く）

2 具体的な特徴と精神病理

1) 寛解後期の概念と特徴

　　寛解後期とは寛解過程の最終段階ともいえる時期である。この時期には消耗感や集中困難も突然消失し，本人も周囲の者も心的エネルギーが蓄積された感覚を得ることができる[1]。このような中，「繭に包まれた感じ」も消失し，現実世界との接触が戻る。それは「生き生きとした」感覚の回復でもあり，周囲の者もそのような彼らの感覚を十分に察知できる[1]。

　　言語活動もしだいに活発となり，患者自身発する言葉の中に自分の意志や感情を込めることができ始め，またそれを聞く者にとっても，発せられる言葉に重みが感じられるようになる。これは患者との意思の疎通が回復された感覚として実感されるものである。ただし「繭」による保護感の喪失は，再燃の危機を孕むことを意味する点には注意が必要である[1]。

2) 時間構造の特徴

　　この時期には，時間の連続性の感覚や**カイロス的時間**〔49頁参照〕が再生してくる[2,3]。このような時間の回復の徴候として患者には季節感が戻る[1]。「幾年ぶりかに春を感じます」，「先生，秋ですね」，「夏ももう終わりですね」（T君の場合，寛解前期から寛解後期へ移行するあたりですでにみられた発言であった）といったしみじみとした表現がみられることがある。またこの種の時間の回復とともに，過去の体験が現在と結び付き始める。ここに「人格の統合」の一側面をみることもできる。T君の場合，集団療法における発言の中に「人格の統合」および自己の再生（育成）をみることができよう。

　　ただしこの時間の感覚は，あくまでも自分の内部から自然に生まれてくるものであり，当初はそれが「一瞬の気づき」であることも少なくない。もし彼らが強くこの感覚の持続を求めたり，外から持続を必要とする強制が働いたりすれば，寛解前期同様，時間の連続性の不十分さや統合作用の不全感に直面してしまうであろう。

3) 活動性の確かな再開

　　この時期の彼らには心的エネルギーの回復がかなりの程度みられる。**内発的動機**（すなわち心の中の満足感を得ることを目的とした動機づけ）やプラスの情緒反応がある限局した領域にのみ生じることがある。たとえば，病棟においては囲碁や麻雀，レクリエーション場面では特定のスポーツ（ソフトボールやバレーボールなど）において

のみ卓越した能力を示す者の姿をよく見かける。しかもそれは発病によってほとんど損なわれておらず，そこにだけは積極的に参加するエネルギーを示す[23]。

4）家族の価値観を反映した行動と思いがけない行動

　活動性の再開は家族にとっては希望に満ちた出来事である。しかしこの時期，家族がすすめる活動方法，ないしは回復へ向けての問題解決方法は，発病に至るまでと同じ方法のことが多い[12]。患者自らがこのような問題解決方法を実践しようとすることもまれではない。たとえば資格をとるための勉強を再開したり，ジョギングをしたりする患者の姿は，入院場面でもよくみられる。中井[12]も指摘しているようにこれには家族からの是認を得ようとする強力な動因，他の方法が現実感をもって想像されにくいこと，他の方法を見下げる価値観などが働いているとも考えられる。その中には，発病という事実によってすでに有効性が疑問視されてしまっている戦略も含まれている[12]。

　一方で，家族にも医療者にも見えない場所の思いがけない体験によって，患者が好ましい生産活動の場を発見することがある。広がり始めた交友関係の中における情報交換が意外にも有益であったり，しかもそれが患者の回復に思わぬ効果を発揮することもまれではない[14]。T君は次章に記載するようにデイケア仲間の紹介で職を得ることになる。医療者も家族も，患者がこの種の「ハプニング」に開かれた目をもち，しかもその活用を十分に期待できる点に留意する必要があると思われる[14]。

3　寛解後期の患者への対応の仕方――タイムリーな働きかけ

　この時期の患者には，ある程度積極的な精神科リハビリテーションを開始する準備が整いつつあるといってよい。その際，**カイロス的時間の再生**（および時間の連続性の回復）が，リハビリテーションに対する動機の成立の前提となることを押さえておくべきである。**動機**とは「現在を基礎にして過去を照合し，未来を志向する」というような，過去－現在－未来という主観的時間意識の連続性の存在のもとに初めて成立しうるものだからである[23]。

　カイロス的時間の回復が十分保証されない段階での「働きかけ」の有害性は，急性期から寛解前期までの項の中で繰り返し述べてきた。カイロス的時間の回復をつかむわれわれ自身の目を養うことが，村田のいう「**タイムリーな働きかけ**」の鍵となる[23]。これをつかむには，この章で述べてきたことの1つ1つが参考になると思われる。

補足

慢性化をめぐって

　精神科リハビリテーションを行うにあたって重要な視点の1つに，慢性化の予防をあげる必要がある。統合失調症の慢性化とは，永田[25, 26]によれば，患者自身が自分の

病状や症状をもはや自分にとって「異質」なものと感じなくなり，病状に対する内省とその自己陳述が極端に減っていくことを指し，それはエネルギーポテンシャル〔43頁参照〕の持続的な低下と密接に結び付く。ところで慢性化は，これまで引用してきた中井の寛解過程論でいえば，いずれの病期においても次の期への移行が滞れば生じうる[1,12]。急性期に停滞すれば幻覚・妄想の持続する慢性期の患者へ，臨界期に停滞すれば自我障害や幻覚・妄想，焦燥感が混在した不安定な病状が持続し，寛解前期に停滞すれば，いわゆる無為・自閉が前景化した慢性期の患者へと至るであろう。したがってわれわれは，各病期の特徴をよく理解し，次の病期へと安全に移行できるような精神医療と精神科リハビリテーションを行わなければならないであろう。

7 再発過程

　統合失調症の病期は，以上で1つの収束をみる。各病期で慢性化が防がれ寛解後期まで経過した者は，理論的には一応の安定を迎える。しかし精神科リハビリテーションでは，たとえ安定化した場合でも再発ないし再燃を未然に防ぐことが重要な課題となる。ここでは，再燃の徴候に焦点を絞って述べる。

1　症例T君の場合

> **●症例**
>
> ●仕事に張り切っていた日々
> 　（63頁から続く）T君のその後の経過である。T君は6カ月でデイケアを終了し，そこで出会った友人の紹介で宅配便の仕事に就いた。抗精神病薬を服用しながら先輩社員のアシスタントとして勤務していた。受診日に本人が来ることができないと母親が来院して，彼の近況を語っていった。約半年後，母親は「もう精神病の症状も完全に消えたので，本人は薬を飲まなくともよいのではないかと言っている。私も薬を卒業させて頑張らせたい」と述べた。筆者は，次回の受診日には必ず本人が来るよう伝えた。
> 　当日T君は，「もう病気の症状は全然出てこない。先輩からもどんどん仕事を任せられ，ほとんどこなせていると思う。病気は完全に治った気もする。だからもう薬をやめたいが，先生はどう思うか」と尋ねた。このときのT君の表情は非常に引き締まっており，冷静な判断も可能と思われた。ただし筆者はT君の中に，どこか足が地についていない印象をいだいた（むしろ，足は地についているが，早晩それが離れてしまうであろうという予感がしたといったほうが正確かもしれない）。ここでもし服薬中断の希望を断るとT君自身が来院しなくなる危険もあったため，3カ月という時間をかけて様子を見ながら薬物の減量を試みることを提案した。T君もまたそれに同意した。
>
> ●薬物の減量と再発への道
> 　その後の2カ月間は薬物の減量も順調に進み，筆者自身，投薬の中止が可能であるのではないかと思えたことすらあった。しかし2カ月後（使用薬はリスペリドン2mg/日），T君は軽い気分の高揚とともに，「社内の昇進試験を受けてやがて独立する」と語った。

> さらに「年齢も年齢だし、この機を逃すことはできない」とも述べた。切迫感とともに明らかに増悪の徴候がみられたため筆者は薬物の増量を提案したが、T君は「大丈夫、先生だけは信じてくれていると思ったのに」と述べ、この日を境に通院が途切れた。その1カ月後、T君は緊急入院となった。症状は1回目の入院とほぼ同様であった。

2 再発の過程とその徴候をめぐって

　再発の過程は実にさまざまであり、その多くは（たとえば受診の中断などによって）医療者の目に見えないところで進行しているものと思われる。したがって、再発に至る経過のすべてのタイプを網羅して述べることは困難である。

　このような経過の中で村田[23]は、とりわけ「積極的に同一化を試みるケース」、すなわち主観的に障害部分が少なく、したがって「完全な」社会復帰を強く志向するタイプに注目した。そしてその再発への過程を、①「くすぶり期」、②「発火期」、③「燃え尽き期」として整理した。この過程は精神科リハビリテーションを実践するうえで有用な視点となるであろう。村田によれば、①では、「病人である」という意識からの精神的離脱傾向がみられ、「私はもう病人ではない」、「いつまで病人扱いするの」という言葉がよく聞かれる一方、病気からの離脱の不安が心気症状、自律神経症状として現れるという。

　②の時期は、不安・緊張よりも自負・気負いのほうが優位に立ち、束の間の快い気分高揚、軽い興奮状態がみられる。そしてしだいに独善的な思い上がりや独りよがりの行動が目立ち始めるという。そこでは、落差を乗り越えて一気に社会的同一性に完全に同一化しえたような「かりそめの同一化」の状態を呈する。したがって活気に満ちてはいるが、どこか足が地についていない印象を受ける。しばしば患者から「薬は飲まないほうがよい」という言葉が聞かれ、治療者側も「間違っているのはこちら側ではないか」と思うこともある。ここでの治療の強要は治療からの脱落の危険を孕む[23]。

　最後に村田は、③の時期を、エネルギーの消耗による失墜の時期とした。彼らにとって一気に自ら社会の中に確固とした自己、それも重層化した自己を築くのは至難の技であると同時に、相当のエネルギーが必要と思われる。しかも村田[23]は「かりそめであっても」その状態の維持には、われわれの想像をはるかに超えるエネルギーの消耗を伴う可能性があると指摘している。確固とした自己の確立とその維持は彼らにとって高すぎる目標ともいえるが、それが高すぎるのは、彼らが求めている健常者像があとに述べる「超正常者像」という錯覚に彩られているからでもあろう。ここでは高すぎる目標からの「おろし方」、ないし「おり方」が重要な意味をもつ。しかし現実には、その実践は困難である[23]。T君の再発過程はまさに村田の指摘した経過を歩んでいる。

　それでは再発の徴候はどのようにして把握できるのであろうか。中井[10]は、おそらく村田のいう②の時期について記載している。「外部から見て非常な努力を続けてい

るように見える場合がある。ただしそれは……つぶれたら二度と立てないだろうという強烈な予感によるものと思われる。外部から見れば躁的な印象がもたれるが，（当人にとってみれば）語りやんだら人々との絆が切れてしまうという，不吉なしかし強烈な予感に基づくことが少なくない」。もしもこのような感覚がつかめたら，早晩②から③の時期に移行するとみてよいであろう。

　精神科リハビリテーションの普及は，これまで医療者の目にとまらなかった再発過程をきめの細かい「かかわり」を通してより明らかにしてくれるであろう。逆にいえば，再発過程を目の当たりにするのはリハビリテーションの現場が多いことと思われる。その際の患者への対応にはここに記載したことと併せて，第IV部で述べる統合失調症患者の精神行動特性を理解しておくことがきわめて有用と思われる。

8 家族への対応

　精神科リハビリテーションにおいては，患者がいずれの病期にあろうと家族への対応が重要な位置を占める。なぜなら患者は困難に打ち当たったときに，たとえ家族に対して複雑な感情があったとしても，家へたどり着こうとする傾向をもつことが多いからである。すなわち，家に憩いの場を見いだそうとするのである。しかしその際，往々にして彼らの家族に対する期待は大きすぎ，現実離れしている。このことが家庭内にさらに難しい問題を引き起こすことも少なくない[15]。

　ここでは諸家の優れた業績を引用しながら，家族に対する患者の期待の仕方，反対に患者に対する家族の対応の仕方，そして家庭自体のもつ独特な雰囲気について示唆的な事柄を述べておく。

1 患者は家族に対して「わかってもらいたい」と強く願っている

　まず，発病当初の家族に対する患者の期待について押さえておく必要がある。患者の多くは病的体験の出現に困惑し，最も身近な家族の一員に助けを求め，相談をもちかけることが多い。しかしここで常識の名のもとに病的体験の真実性を否定されその苦しみを看過されると，患者はいっそう病的状態へと落ち込んでいく危険をもつ。T君の場合，自宅に盗聴器がしかけられていると直感し，家族に相談をもちかけた。しかしけんもほろろに「馬鹿なことを言うな」と言われた。T君は「1人で闘うしかない」と思い，以後病的世界へ突入していった〔51～52頁参照〕。妄想の発展の基底には，「家族からもわかってもらえない」という孤立無援の感覚が存在するようである〔167頁参照〕[27]。したがってわれわれは，家族に対して，その真偽はさておいても，まずは患者の言葉に深く耳を傾け，苦しみを共感する姿勢をもつよう促していくことが必要となろう[28]。

2 おのおのの家族が特有の対応方法をもっている

　第2に，われわれは家族の患者に対する対応の仕方について押さえておく必要がある。それは，1つの家族の対応は意外と限られたもので，個々の家族にそれぞれ固有のものがある点である[12]。たとえば，困難にぶつかるとまず睡眠を切りつめて努力する家族，何事も精神力と説く家族，ジョギングなどで鍛錬する家族，たくさんの本を集めて読んだり，インターネットで情報を集めたりして知識を増やす家族，親族会議を開く家族，信仰にすがる家族，責任を他の何か，誰かに着せる家族，それぞれの解決法には利点もあれば欠点もある[29]。65頁でも述べたように，患者もまた家族の伝統を受け継いでいる。患者も家族もその呪縛からなかなか解放されない現実を，われわれは認識しておく必要があろう。

3 統合失調症患者の家族は独特な雰囲気をもっていることがある

　われわれはまた家族のもつ独特な雰囲気をも念頭においておく必要がある。中井[29]によれば，これは家族側にも患者自身にも気づかれないようなものである。まして（正規の）来訪者が気づけるようなものでもない。一般にこのような家族の雰囲気は，突然の来訪でもない限り家族自身の手によって目隠しされてしまう[29]。統合失調症患者は時に家族の誰かに発症の原因としての汚名を着せるが，それはその人物に独特な家庭の雰囲気を代弁させているにすぎないことが多いようである。その際われわれは，対象となった特定の家族の者に惑わされることなく，このような雰囲気をつかみ取ることを必要とする。第三者がこのような雰囲気を最も感じ取れるのは，患者とともに家族の中に入り込んだとき，すなわち訪問看護や家庭訪問などの場面であろう。それは漠然とした緊張感，圧迫感，狭窄感として現れてくる[29]。

　高感情表出家族（**high EE family**）〔9頁参照〕という概念が提唱されて久しいが，中井[29]は次のような例をあげている。「患者が久しぶりに外泊したときのことである。ドアを開けると家族全員から矢継ぎ早に質問を浴びせかけられた。『おや少し遅かったね』，『病院の今日の食事はおいしかったかい』，『病院で誰かにいじめられなかったかい』，『今度はいつ病院へ行くの』。どれ1つとして問題なものはない。しかし患者の顔はみるみるこわばっていく。……私は high EE の家族は，単純にコメントの多い家族だと思っている。いや，コメントのシャワーといおう」。T君の初診時の母親の醸し出す雰囲気，すなわち「何しているの？」，「怖いの？」，「先生に何でも言いなさい」というたたみかけるような言葉もこれを彷彿とさせる。患者にとって high EE の問題性は否定的なコメントもさることながら，このような漠然とした緊張感，圧迫感，狭窄感にあるのであろう。

4 家族の中で患者は意外な役割を果たしている

われわれはさらに，家族の中で患者が果たしてきた目に見えづらい役割について考えておく必要がある。これも中井[29]の指摘であるが，「家庭訪問その他，家族を集団として観察したとき，一番健康と思われる子が患者である。……家庭訪問した際，まったく訪問者が存在しないように振る舞ったり，そっぽを向いたり，自室に閉じこもったりするのが患者のきょうだいであり，患者はかいがいしく一家を取り仕切っているように見える。これは外からの闖入者に対する敵意の家族の表明ともみられるかもしれないが，それよりも『自分を守ろう』……『自分は関係ない』という態度である。……相容れない意見のまとめ役は必ず精神健康を悪くする。……患者になる人は幼いときから一家の調停者であったかもしれないという可能性である。……しかもそれを認知されたり評価されたりしなかった人である」。

このような患者の役割は，たとえ長期入院患者であっても，家族の来訪時などにみてとれる。次の症例はその１例である。

> ● 症例
>
> 　K子さんは13年間入院している40歳代の女性患者である。精神病症状もほとんど消退し，病棟内では作業療法も比較的活発に行っているが，彼女は退院には強い抵抗を示す。治療スタッフは再三家族の協力が得られるように働きかけてきたが，家族の反応は一貫して「冷たい」ものであった。したがってスタッフの中にこの一家に対し「冷たい家族」という暗黙の同意が生まれ，さらには患者との間にも家族を非難する同盟関係のようなものもできかかっていた（とスタッフには思われた）。スタッフの中にはそのようなK子に対して憐憫の情をいだく者も少なくなかった。
> 　しかし３年ぶりに両親と兄が訪れると，彼女はかいがいしく３人の世話を始めた（椅子を用意したり，あらかじめ買っておいた缶ジュースや菓子類をふるまったりしている）。家族はそれを当然のことのように受け入れていた。また彼女も，ごく自然に振る舞っているように思われた。

このようなケースから学べることは，治療者側が家族に対する敵意をもってしまうと，患者自身が「帰る場所」を失ってしまいかねない点である。たとえ急性増悪の過程の中で患者が家族に対する「冷たさ」を語ったとしても，われわれは家族の中で長年彼らが果たしてきた役割を十分に考慮して臨む必要がある。

以上４点をあげたが，細かく述べれば枚挙に暇がない。しかしこれらは精神科リハビリテーションの実践にとってきわめて重要であるにもかかわらず，われわれにとっては死角になりやすい事柄であるといえよう。

●引用文献

1) 中井久夫：精神分裂病状態からの寛解過程―描画を併用せる精神療法をとおしてみた縦断的観察. 宮本忠雄（編）：分裂病の精神病理, 2 巻, pp.157–217, 東京大学出版会, 1974.
2) 永田俊彦：寛解. 加藤正明ほか（編）：新版精神医学辞典, p.119, 弘文堂, 1993.
3) 永田俊彦, 広沢正孝：分裂病の自然史試論. 臨床精神医学, 21:1007–1012, 1992.
4) Conrad, K.: Die beginnende Schizophrenie, Georg Thieme, Stuttgart, 1958. 山口直彦, 安 克昌, 中井久夫（訳）：分裂病のはじまり, 岩崎学術出版社, 1994.
5) 吉松和哉：分裂病の慢性化問題―不関性とおびえ. 永田俊彦（編）：分裂病の精神病理と治療, 5 巻, pp.155–185, 星和書店, 1993.
6) 吉松和哉：分裂病の精神力動と母性性. 安永 浩（編）：分裂病の精神病理, 6 巻, pp.97–126, 東京大学出版会, 1977.
7) 笠原 嘉：内因性精神病の発病に直接前駆する「心因要因」について. 精神医学, 9:403–412, 1967.
8) 宮本忠雄：コンラート. 加藤正明ほか（編）：新版精神医学辞典, p.863, 弘文堂, 1993.
9) 中井久夫：精神分裂病の発病過程とその転導. 木村 敏（編）：分裂病の精神病理, 3 巻, pp.1–60, 東京大学出版会, 1974.
10) 中井久夫：奇妙な静けさとざわめきとひしめき―臨床的発病に直接前駆する一時期について. 中井久夫（編）：分裂病の精神病理, 8 巻, pp.261–297, 東京大学出版会, 1979.
11) Binswanger, L.: Drei Formen missglückten Daseins, Verstiegenheit, Verschrobenheit, Manieriertheit. Niemeyer, Tübingen, 1956. 宮本忠雄（監訳）：思い上がり, ひねくれ, わざとらしさ, みすず書房, 1995.
12) 中井久夫：分裂病の慢性化問題と慢性分裂病状態からの離脱可能性. 笠原 嘉（編）：分裂病の精神病理, 5 巻, pp.33–66, 東京大学出版会, 1976.
13) 安永 浩：心因論. 横井 晋, 佐藤壱三, 宮本忠雄（編）：精神分裂病, pp.71–91, 医学書院, 1975.
14) 中井久夫：働く者―リハビリテーション問題の周辺. 吉松和哉（編）：分裂病の精神病理, 11 巻, pp.303–330, 東京大学出版会, 1982.
15) 鈴木純一：分裂病者と家族. 中井久夫（編）：分裂病の精神病理と治療 3, pp.199–228, 星和書店, 1991.
16) 村上靖彦：「自己と他者」の人間学への一つの寄与―思春期妄想症と分裂病との対比から. 藤縄 昭（編）：分裂病の精神病理, 7 巻, pp.71–97, 東京大学出版会, 1976.
17) 小見山実：分裂病性現象の契機における分岐. 安永 浩（編）：分裂病の精神病理, 6 巻, pp.217–242, 東京大学出版会, 1977.
18) Schwing, G.: Ein Weg zur Seele des Geisteskranken, Rascher Verlag, Zürich, 1940. 小川信男, 船渡川佐知子（訳）：精神病者の魂への道, みすず書房, 1966.
19) 小此木啓吾：シュビング. 新版精神医学辞典, p.868, 弘文堂, 1993.
20) 木村 敏：分裂病の現象学, 弘文堂, 1975.
21) 木村 敏：アンテフェストゥム/ポストフェストゥム. 加藤正明ほか（編）：新版精神医学辞典, p.25, 弘文堂, 1993.
22) 永田俊彦：精神分裂病の急性期症状消褪直後の寛解後疲弊病相について. 精神医学, 23:121–131, 1981.
23) 村田信男：「分裂病のリハビリテーション過程」について―自己価値の再編を中心に. 藤縄 昭（編）：分裂病の精神病理, 10 巻, pp.251–281, 東京大学出版会, 1981.
24) 広沢正孝, 永田俊彦：近年増加傾向にある治療困難な若年分裂病者の精神病理と治療―構造化されない極期をもつ分裂病者の不安と退行をめぐって. 中安信夫（編）：分裂病の精

神病理と治療, 8 巻, pp.129–158, 星和書店, 1997.
25) 永田俊彦, 広沢正孝：慢性期症状. 松下正明ほか（編）：臨床精神医学講座, 2 巻, pp.375–388, 中山書店, 1999.
26) 永田俊彦：寛解後疲弊病相から欠陥状態に移行した 2 症例—その過程を中心にして. 臨床精神病理, 10:291–300, 1989.
27) 広沢正孝, 上田雅道, 永田俊彦：世界的規模の妄想世界をめぐって—家族に対する両価的感情を端緒として. 永田俊彦（編）：精神分裂病, 臨床と病理, 2 巻, pp.85–112, 人文書院, 1999.
28) 吉松和哉：対象喪失と精神分裂病—幻想同一化的自我（幻想的自我同一性）の破綻と発病. 藤縄 昭（編）：分裂病の精神病理, 10 巻, pp.75–104, 東京大学出版会, 1981.
29) 中井久夫：家族の表象—家族とかかわる者より. 精神の科学, 7 巻, pp.64–91, 岩波書店, 1983.

第 IV 部

統合失調症患者の精神行動特性

統合失調症患者でみられる特徴的な行動をどのようにとらえたらよいか

　第Ⅱ部，第Ⅲ部において，精神科リハビリテーションを実践していくにあたり必要な統合失調症患者の基礎的な事柄をみてきた。ここからは，実践の現場においてわれわれが戸惑いを覚えやすい彼らのこころの動き方や行動の特徴（すなわち精神行動特性）をみていく。その対象の場面は第Ⅲ部よりもさらに広げ，家庭や職場など地域社会全般へ，病期でいえば寛解期（ないしは慢性期）まで含める。

1 症例提示

本章では，精神科リハビリテーションの現場で統合失調症患者の精神行動特性をとらえるにあたり，示唆に富む症例を提示する。症例をとおして，以下に述べるいくつかの精神行動特性が実際に生きる人の中でどのように現れ，それがどのようにその人の人生に刻み込まれているのかがつかみやすくなると思われるからである。なお，ここに提示する症例もプライバシー保護の観点から大胆な変更を加えてある。

1 長期入院ののち，社会復帰をした症例

症例 症例M氏

〈生活史〉

M氏は某県の寒村にて3人同胞の長男として誕生した。妹が2人おり，長妹は統合失調症で現在某精神科に長期入院中である。父親はM氏が39歳時に，母親はM氏が47歳時に病死し，その後末妹がM氏の経済的援助を行ってきた。M氏の性格傾向は「神経質」，「頑張り屋」で気まじめであった。M氏は地元の高校を優秀な成績で卒業し，有名大学に進学した。家庭では幼いころから両親や親戚から長男として「妹たちのまとめ役」を期待され，M氏も「それに応えていた」という。大学卒業後M氏は某金融機関の本社に勤務して精力的に働いた。M氏はこの時期を振り返り，「僕は銀行でも同僚のまとめ役的な存在だった。しかし人間は十人十色でまとめ方がわからなくなってきた。仕事面でも上司の指示がまちまちで，誰の意見を聞いて動けばよいのかわからなくて，だんだん自分が誰の部下なのか試されているような気がしてきた」と語っている。

〈現病歴・治療歴〉

●発病と2回の入院

30歳時にM氏は，会社の上司や同僚に対して，「自分の悪口を言っている。職場の雰囲気が変わりまわりの人が自分の噂をし，陥れようとしている」などの被害関係妄想をもち，緊張が高まり，1回目の入院治療を受けた。数カ月で退院したのちM氏は復職したが，「自閉的となっており」，仕事もこなせず，30歳時の夏に2回目の入院となった。このときのM氏の状態は，「意欲の低下，感情鈍麻，自閉が目立つ」と記載されてある。

同年秋，このような症状は改善され，退院して復職した。

●一見良好な社会適応とそれがもつ落とし穴（3, 4回目の入院）

M氏の仕事面での評価は比較的良好であり，翌年春に某支店に転勤した。そこは小規模な支店ということもあり，「人間関係に苦労することもなかった」という。そのため33歳時にM氏は同地区を管轄する大規模な支店に栄転となった。「そこは上司からの命令系統も複雑であり疲労困憊した」が，傍目にはM氏は有能な人材に映ったようである。この時期M氏は上司の紹介で見合いをし，34歳時には結納もすませ，同年秋に結婚の予定となった。しかしM氏は上司より「自分の病気のことは相手に告げる必要はない」と言われ，そのことで終日悩み「精神的に消耗し」，ついに相手に「病気のこと」を打ち明けた。その直後よりM氏には緊張が一気に強まり，精神運動興奮状態となり，3回目の入院となった。このときを振り返りM氏は，「結婚式の日は保護室の中にいた。保護室の小窓から見えた青空がとても青かった」という。このときの入院は約10カ月間に及び，結局婚約は破談となった。

退院時のM氏は上述の症状も改善し，意欲の低下も一見目立たなかった。M氏は復職して仕事を堅実にこなし，再び上司からの期待も増大，新入社員向けの講師も務めることになった。このときのことをM氏は，「やっと病気から抜け出せたと思い嬉しかった」と回顧している。しかし講演の準備は遅々として進まず，結局講演当日，M氏は「聴衆を待たせたまま，その場から逃げ去って」しまった。その直後に焦燥感と緊張が一気に出現，35歳時に4回目の入院となった。M氏は「結局病気は治らず，家族の期待にも沿えず，絶望的だった」という。

●長期入院（5回目の入院）──激烈な症状とその後10年近い「無為・自閉」の時期

このとき以来M氏の状態は安定せず，頻回に焦燥感と緊張が強まり，さらに1回の入院をはさんで36歳時からは約20年間の長期入院となった。なおこの時期には父親が胃癌に罹患，長妹も統合失調症を発病し，M氏は「絶望の淵にあった」という。当時のM氏には激烈な焦燥感，緊張，自殺念慮が頻回に出現し，37〜39歳時には電撃療法を数回受けた。しかし39歳時に父親が病死し，その直後母親も身体疾患に罹患してからは意欲の低下が極度に目立ち，以後カルテには「無為，自閉，感情鈍麻」という記述が続いた。47歳時，筆者が主治医となったが，この時期には1日中自床に臥床し，他の患者との交流もなくM氏自身「元気が出ない，何もする気がない」などと語っていた。

●母の死，自宅の処分と寛解を思わせる状態

M氏が47歳時に母親が病死した。このときM氏は主治医の前で涙を流したものの，以後病状の変化はまったくみられず，母親の法事にも出席せぬまま1年が経過した。48歳時，末妹の判断で自宅（実家）を処分することになり，末妹が突然来院，M氏にその由を告げた。M氏もそれを受け入れ，その場で自ら処分の手続きに必要な関係書類に印鑑を押すことになった。このときM氏は「もうこれで帰る所はなくなりました。失うものもなくなりました。もう50歳ですし，家に未練もなくなりました。気分がスッキリしました。これからは先生よろしくお願いします」と語り，翌日よりレクリエーションに積極的に参加し始めた。このとき幻覚・妄想などの病的体験，感情鈍麻，意欲低下などの症状はみられず，表情も一変して豊かなものとなり，一気に寛解を思わせる状態を

呈した。主治医をはじめスタッフは一様に自殺や急性増悪を強く危惧した。しかしM氏は面接場面で繰り返し「病院が第2の故郷です。僕の居場所はここしかありません」と語り、そこには余裕が感じられた。その後M氏との数回の面接の中で、「今後は病院の近所に勤務し、アパートを借りて生活する」方針が立てられ、その実現のために主治医、看護師、精神保健福祉士が関与していくことになった。なおM氏とは、その実現が一朝一夕にはいかないことをも確認し合っておいた。

●本格的な社会復帰へ

その後M氏は毎日英字新聞を購読し、レクリエーションにも積極的に参加し続けた。他の患者との対人関係も急速に発展し、病棟内のまとめ役、患者同士のトラブルの仲裁役を買って出ていた。ただしM氏は正論や理想論をやみくもに主張するため、逆に他の患者たちの反感を買うこともあった。半年後、M氏は実習に来ていた看護学生から「あなたのような普通の人がどうして入院しているのか」（たしかに病棟で生活をしている限り、M氏はきわめて健康に見えた）と質問され、M氏はその返答に困ったという。これを機にM氏、主治医、病棟担当看護師、精神保健福祉士が話し合い、49歳時の夏より本格的な社会復帰を目指して院内喫茶店に勤務することになった。

●院内喫茶店勤務の様子──困惑と「居丈高な態度」

喫茶店勤務開始時、M氏は周囲の予想をはるかにこえた緊張を示し、「何（仕事内容）をすべきか」を喫茶店運営役の精神保健福祉士に逐一確認していた。M氏の仕事は正確で、与えられた仕事を指示どおりにこなしたが、臨機応変な対応を迫られる場面では極度の困惑がみられた。しかし勤務開始後1年ころからは緊張も軽減し、喫茶店内でもM氏は他のメンバーのまとめ役を自ら務め始め、メンバーのミスを補った。しかしここでもやや「居丈高な態度」が目立ち、他のメンバーからの苦情も多くなった。これに関しては、精神保健福祉士および主治医がそのつど面接を行い、問題点を指摘し、しだいにM氏は自ら居丈高な態度を自制するようになった。このころには仕事場面でも比較的柔軟な対応がみられ、困惑を呈することもほとんどなくなり、それまで通じなかった冗談にも身をかわすことができるようになっていた（それまでのM氏は、周囲の者にとって冗談を言えるような雰囲気すらもっていなかった）。

●就職訓練への参加

喫茶店勤務2年目（51歳）、スタッフのすすめでM氏は地域の保健所の就職訓練にも並行して参加し始め、その後は自ら職業安定所を訪ねるようになった（M氏は障害者雇用を拒み、一般就労を目指した）。その際一過性に緊張が高まり、M氏は履歴書を書く際に生じる諸問題（たとえば入院中のブランクをいかにしてつくろうか）を逐一主治医に相談してきた。なおこの時期のM氏は、主治医に繰り返し「僕の病気はどの程度治ったのか」と尋ねていた。M氏が述べるには、「集中力も回復し、意欲もある。以前のような不安や緊張、妄想や幻聴もない。病前の自分に完全に戻ったようだ。しかし対人場面で臨機応変な対応はできない。でもこれは病前も同じで、自分ではこのことが原因で発病してしまったと思う。そのように考えると、まだ病気に足をつっこんでいるような気もするが……」とのことであった。

● 工場への通勤──気負いと困惑

　53歳の秋，地域の保健所および当院の精神保健福祉士の関与や援助を得て，M氏は病院から1時間ほどの場所にある工場へ電車で通勤することになった。このときM氏は「そこでお金を貯めて，アパートを借りる敷金を作りたい」，「社長以外の社員には入院中であることを隠したい」と述べていた。就職後M氏はやや高揚し緊張も強まり，ほぼ毎日，主治医や精神保健福祉士への面接要求があった。反面M氏は，工場内で「命令系統が複数あること」（すなわち社長，常務，先輩社員の指示が一定せず，どの指示に従ってよいかわからないこと）に困惑していた。またM氏は「不意に何かをやってくれ」と頼まれると「オドオドしてしまい」，さらにこのような態度によって周囲から「精神の病気であることを悟られないか」という不安に直面していた。

　その後も高揚感と困惑は続き，「仲間には病気のことは隠している。でも交流が深くなると僕の私生活のことまで聞かれるようになって，嘘でつくろうのが苦しくなってきた」と述べた。病棟内ではこれまで以上に他の患者のまとめ役を買って出，威圧的ともなり，それゆえ彼らからの反感が強まりトラブルも増加した。M氏はそのつど主治医に面接を求め，対人関係が「しっくりいかない」苦悩を訴えた。M氏は「僕が他の患者さんを注意するのは悪気があるからではない。僕はどこでも人をまとめることが生き甲斐だ。皆が楽しくやれることを願う。そうしないと自分の存在意義がみえなくなる」と述べていた。これに対して主治医はM氏の苦悩を理解したうえで，院内でのM氏が目立ちすぎている事実を告げ，かつ少し他の患者との交流を控えるほうが好ましいことをアドバイスした。M氏はこれを冷静に受け入れ，徐々に院内におけるトラブルは減少した。

● 障害の受容へ向けて

　このころM氏は，「僕には過去の入院生活のことがコンプレックスになっていた。だから無理して健康者として振る舞い，あまりにも早く健康になろうと躍起になっていた。僕の過去は消せないのだから無理しても仕方がない」と述べた。この時期主治医はM氏に集中力，意欲，感情の多寡などを再確認したが，M氏は初めて「これらは多少減少している」と語った。それを受けて主治医は，現時点で病気はかなり治っているとみてよいこと，しかし完全ではないこと，また社会人として長期間のブランクがあること，さらには50歳を越えているので若いころと同じような生き方には限界があることを説明した。

　それ以後の面接においては仕事場面の悩みが中心に語られたが，その主なものはやはり複数の命令系統に対する対応方法，「仕事のペースがベテラン職員に比べて遅い（約半分）こと」であった。同年初夏には社長の提案で職員旅行が計画され，M氏は「職員との懇親のためにもぜひ参加したい」と述べていた。しかし結局この計画は参加者が集まらず中止となった。M氏は「職員はみな個人の生活のほうが大切みたい」と不思議そうに語った。この点に対して主治医は「今の時代は個人の生活を大切にする時代である」と告げると，M氏は「僕は20年前の人間のままでした。本当に生き方を変えないとやっていけないことがわかりました」と述べた。またこの時期M氏は，「臨機応変に身をこなすために，皆の一歩後ろを歩くようにした。これまでのように遮二無二前進することをやめた。どうも僕はオール・オア・ナッシングの人間になってしまうのです」とも語った。

● 退院に向けて

 54歳，工場勤務を開始してから1年が経過した。あいかわらず「命令系統の複雑さ」に手を焼いていたものの，1週間に1回の面接で危機を乗り越えられるようになったため，M氏，主治医，精神保健福祉士を交えて，退院に向けて具体的な計画が立てられ始めた。とりあえずM氏は，自炊生活に備えて週に1回の院内料理教室に参加することになった。

 55歳時，M氏の退院計画は本格的に進み，精神保健福祉士や担当看護師とともにアパート探しが開始された。M氏は「精神科入院中という事実を明かさずに物件を探したい」と希望，しかし保証人の名前や現住所の件などで困難に直面した。そのためかM氏には緊張が強まり，不眠が出現した。このようなとき（56歳），末妹より「やはり兄は地元に引き取りたい」という強い希望が出された。M氏は「病院の近くに退院するか，故郷に帰るか」迷い，それを率直に主治医や精神保健福祉士に相談してきた。

● 故郷の援護寮へ

 結局M氏は故郷に戻ることになり，地元の保健所と連絡を取り合った。地元の保健所の精神保健福祉士（女性）が病院を数回訪ね，M氏は徐々に彼女との信頼関係を築いていった。そしてこの時点で地元の援護寮（精神障害者生活訓練施設）に外泊を行うことになった。このときもM氏の緊張は高まり，一過性に不眠が生じた。しかし約1年の月日を費やして外泊を繰り返した結果，M氏は地元の施設にも慣れ始めた。なおこのときの社会復帰目標の1つとして，地元における患者同士の交友関係の確立をあげた。そして数名の「仲間」ができた時点をもってM氏は当院を退院し，地元の援護寮に入所した（58歳）。また同時に地元の作業所にも週3回通所することになった。ただし外来治療に関しては，「病院の患者との交流も続けていたい」という強い希望もあり，当院で行われることになった。

● 1人暮らしを始める

 援護寮入所後1年，M氏は援護寮を退所し，生活保護の申請を行い，保健所近くにアパートを借り1人暮らしを始めた。なおM氏の希望もあり，精神保健福祉士と保健師が週に1回ずつ自宅訪問を行うことになった。その後M氏は毎日早朝に散歩に出かけ，作業所にも自分のペースで参加し続けた。入院時代の患者との電話連絡を頻回にとりながらも，比較的急速に地域の交友関係を育んでいった。

 1人暮らしを始めて1年後，M氏は自分の近況に関して次のように語った。「僕ももう60歳です。今の生き甲斐は朝の散歩のときに出会った仲間たちと談話することです。皆僕と同じくらいの年です。僕は自分の病気のことは喋っていません。ある会社を早期退職して，今は事情があって1人暮らしをしているということにしてあります。しかし仲間との付き合いが深まるにつれて過去のことを聞かれ，どう答えてよいのかわからなくなることもあります。でも皆それぞれの過去を背負っているようで，あまり深入りしてこないので楽です」。

 M氏の場合，統合失調症の急性期と思われる時期が長く続いたのち，典型的な寛解前期に至ることなく抑うつ状態に陥っていた。そして意図的とも思えるような身体活

動や対人交流の拒絶が長期間みられた。しかし両親の死，自宅の売却により「失うものもなくなって」しまうと，今度は一気に寛解を思わせる状態に至った（このような現象は**晩期寛解**といわれる。晩期寛解例では，その状態を維持することが困難であることが指摘されている[1]）。M氏のような経過は実際の精神科リハビリテーション過程ではさほど多くないが，われわれをして考えさせられることが多数存在する。

　まず注目される点は，M氏は常に「まとめ役として家族をリードする」という「生き甲斐」を追求する姿勢が強かった点である。健常者にもこのような「生き甲斐」は存在するであろうが，その行動化にあたっては常に相手のニーズを勘案する姿勢をももっている。一方，M氏ではこの行動化があらゆる場面でみられ，他者からの誤解すらまねいていた（たとえば「居丈高である」といった印象）。彼の場合，「生き甲斐」の追求はやみくもであった。現実的な社会適応を第1に考えるスタッフはこの姿勢を和らげようと努力したが，再三「目に見えぬ頑なな抵抗」に遭遇した。精神科リハビリテーションに従事する者であれば，患者の「生き甲斐」にまつわる同様の体験を数多くもっていることと思われる。ここでは統合失調症患者のもつこの頑なともいえる「生き甲斐」がいったいどのような質をもち，それが病状とどのような関連をもち，さらに社会適応をどのように阻んだり促進したりするものなのかを考える必要が生じてくる。

　次に注目される点は，自宅を売却したあとのM氏において，病棟内では適応がきわめて良好にみえたにもかかわらず，いざ本格的なリハビリテーションを実施するとさまざまな問題が顕在化したことである。たとえば集中力，意欲，感情の減弱などが，一見周囲の目からは見えなくとも，本人には重くのしかかっているようであった。われわれは，「目に見えない」このような感覚に敏感でなければならないと同時に，それがいったいどのような病理に基づくものであるのか，やはり考えねばならないであろう。

　さらにM氏においては，リハビリテーションの幾多の場面で臨機応変さが欠如していた点，そして命令系統の複雑さに困惑し，嘘をうまくつけないことで我を見失っていた点も注目に値する。この種のことは健常者も体験しうるが，M氏の場合これらは，もしも治療スタッフの即座の介入がなければそのまま再燃に至りかねない緊迫感に直結していた。これらに対する「苦手意識」をもつ余裕すらなかったといえよう。この種の体験様式に関しても，その意味するところを明らかにしておく必要があろう。

　最後にM氏の，「僕は，……無理して健康者として振る舞い，あまりにも早く健康になろうと躍起になっていた」という言葉は印象的である。一般に「気負い」という言葉で表現される精神状態であると思われるが，これもまた統合失調症患者の場合は病状の悪化につながりやすい。彼らの気負いはともすると際限なきものとなる。そもそも彼らが求める「健康」という概念が，われわれの「健康」概念とは異なっていることも推察される。これもまた考えなければならない点であろう。

2　家族とともに長期間生活している症例

　ここでは，家族とともに暮らしている慢性期の統合失調症患者の目に留まりにくい問題点を，次の2症例[2]からみてみる。

症例　症例A子

〈生活史・現病歴〉

　A子は大都市の下町で誕生した。生来内気であったが，「素直な性格のため」周囲の大人から「かわいがられていた」という。A子は地元の高校を優秀な成績で卒業し，洋裁学校へ通った。その後自宅で洋裁の仕事を行い，22歳時に見合い結婚，一男一女をもうけた。夫は下町の工場経営者であったが，「遊び人」であり，まもなく借金生活に入った。28歳時A子は，「子どもを育てるために働かなければならず」，知人の援助で惣菜屋を開店，A子の「気取らぬ性格」のため店は繁盛したという。しかし31歳時，A子は「地域の同業者に商売を邪魔していると言われる」，「いつも後を付け狙われている」，「家にガスをまかれ殺される」など幻覚・妄想状態に陥り，精神科を受診，即日入院となった。薬物療法により幻覚・妄想は消失したが，若干の人格水準の低下を残した。

　退院後，A子は惣菜屋を閉じ，以後は百貨店の惣菜売り場などに勤務した。しかし「以前のような集中力がなく，ミスも多く」，いずれも半年ほどで退職している。このころのカルテの記載をみると，A子は「私としては一生懸命なのに，同僚や店長からは『仕事を覚える気がない，すぐにサボりたがる』と言われてしまう」とのことであった。35歳時にA子は離婚し，その後は外来治療を受けながら「女手ひとつで」子どもを育てた。

〈現在のA子の状態と生活〉

●A子との面接風景

　A子が51歳のときに筆者が主治医となった。A子には数年にわたって，いわゆる統合失調症の陽性症状はなく，一見温和で控え目，人懐こさすら感じられた。A子は「必死で貯めたお金で」大都市近郊にささやかな一軒家を建て，長女と2人で暮らしていた。生活上の悩みに関しては当院の精神保健福祉士が逐一相談にのっていた。この時期のA子の悩みは高血圧症に罹患したことであり，些細な身体的変調に過度に敏感になっていた。A子はこのような悩みを，初対面の主治医にもあたかも昵懇の間柄であるかのように相談していた。外来面接は1回10分程度で，毎回日々の生活の様子（近所付き合い，買い物時や美容院における会話など）を何気なく語っては帰っていった。その内容からは，A子の社会生活は限られた範囲ではあるが「気心の知れた」人々が随所におり，平穏無事に日常が流れているように感じられた。

●長男夫婦との同居

　A子が53歳のときに長女は結婚し，自宅の近所に居を構えた。さらにA子が55歳のときには長男も結婚し，以後A子と長男夫婦との同居生活が始まった。なお結婚時に

長男は嫁にA子の病歴を告げてある。当初A子が述べるには，嫁は「とても気さくな人で，私の身体のこと，食事のことまで配慮してくれ，今日まで頑張ってきた甲斐があった」とのことであった。まもなく嫁は妊娠し，A子が買い物，掃除，食事の支度を担当することになった。このことに関してA子は，「できる限りの応援をしたい」と述べていた。その後A子は嫁に関して多くを語らなかった。

● 嫁に対する不満

しかし約半年後，A子は突然筆者に，「嫁さんは一々私のすることにケチをつける。私は嫁さんのために頑張っているのに，嫁さんは『御飯の時間が遅い』とか，『味が濃い』とか，『献立がバラバラ』，『料理を作りすぎる』とか，『風呂に入るのをせき立てる』とか，『何度言っても掃除がいい加減だ』，『買い物をしても気が利かない』とか言う。これでは私は何のために今日まで頑張ってきたのかわからない」と語った。筆者も常識的に考えて，嫁を援助しているのはA子であり，嫁の要求は過剰であるという印象をいだいた。A子には，「嫁さんも妊娠中であり，精神的に疲労困憊しているのではないか」と慰め続けた。

● 嫁のいだくA子像

それから1カ月後，A子の高血圧症の治療日と精神科の受診日が重なり，A子の代わりに嫁が薬をとりに主治医のもとを訪れた。嫁はA子の話から想像していた姿とは異なり，控え目で礼儀正しい人物であった。主治医はそれとなく嫁のいだくA子像を尋ねてみた。

嫁は「私も義母さんには本当に世話になっているとわかっています。でも1日中一緒にいるとついつい頭にきてしまうのです。今まで私が会ってきた普通の人とはどこか違って，『当たり前な感覚が』全然通じないのです。みな些細なことなのですけど，全部合わせるとやっぱり変なのです」と述べた。具体的には，「私に感謝していたかと思うと急に怒り出します。とにかく一貫性がなくて，こちらは戸惑うばかりなのです」，「買い物を頼むとします。頼んだ品物がないと普通なら気を利かせて，その代用品を買ってきてくれると思うのですが，義母は何も買わずに帰ってきます」，「掃除も臨機応変にやってくれません。規格どおりというか……，掃除の日を私に決めてくれと言うので，『お母さんの好きにしてください』と言ったら，それでは困ると言うのです。それで私が決めたら，その日でなければ汚れていても掃除しないのです。風呂も私がつわりで入れないのに，時間だから入ってくれと言うのです」，「食事も義母，夫，私の好きなものを全部作ろうとして時間ばかりかかります。結局気分の悪い私が手を出さなければならなくなります」，「夫と私の意見が違って献立が決まらないとパニックになってしまいます。それを私が（体調が悪くて）食べないと，義母は怒ってしまいます」，「買い物のとき不必要な量を買ってしまいます。その日に必要な量を自分で考えて買うことができません。冷蔵庫は腐った牛乳や野菜で溢れています」などと語っていた。そして「義母と接していると，私にわざと意地悪しているように思えてしまって，ついついきついことを言ってしまいます」とも述べていた。

● A子一家への対応

その後A子一家は家族会議を開き，別居することになった。別居後A子は，「嫁さん

は優しくなりました」，嫁は「義母さんと距離をおいて，義母さんにもけっして悪気があるわけではないと思えるようになりました」と語っている。

症例 症例S男

〈生活史・現病歴〉

　S男は3人兄弟の第2子として大都市の下町に出生した。父親は地元の名士で，中小企業の社長であった。S男は生来内気で，幼少時より交友関係は少なかった。地元の高校を優秀な成績で卒業し，某名門大学に入学した。大学4年時，「警察が僕の行動を見張っている」，「大学中に僕の噂が広まっている」などの被害関係妄想が出現したため，S男はH病院精神科を受診し，そこで統合失調症の診断を受けた。以後S男は数回の入院治療を受け，34歳時からは約20年間外来治療を受けている。S男は規則的に外来に通い，いわゆる陽性症状もほとんど消失して久しい。その間S男は職に就くことはなく，自宅の3階の自室で暮らしている。なお父親はS男が42歳時に，母親は47歳時に病死し，現在2階に住む兄一家と同居している。そしてS男は兄の経済的な援助を受けている。

〈現在のS男の状態と生活〉

● S男との面接風景

　現在S男には目立った統合失調症の症状はなく，やや人格水準の低下がみられる。S男の日常生活は主治医からみれば質素なものであり，兄や兄嫁の指示に従って買い物をしたりし，「家族に貢献している」という。また趣味の川柳を作ったり，週に3回近所の喫茶店に行きコーヒーを飲むこと，好きな書物（哲学関係や思想関係）を購読することをささやかな楽しみにしている。外来場面では筆者に自作の川柳を披露したり，読んだ本の印象を述べたりし，S男なりに「豊かな世界」をもっている印象がいだかれた。なお兄は，季節の挨拶に年に2度主治医のもとを訪れていたが，S男の日常生活に関してはとくに主治医に報告することはなかった。

● 兄嫁に対する不満

　50歳時S男はふとしたきっかけから兄嫁に対する不満を一気に述べた。S男によれば，兄嫁は「とにかく僕に辛く当たる。買い物ひとつをとっても『気が利かない』と責める。『川柳を作ったり本を読んだりする時間があったら風呂掃除くらい手伝え』と言う。聞こえよがしに『私は忙しい』と言って僕を責める。『本を買うお金や喫茶店でコーヒーを飲むお金があったら生活に役立つ物（下着，衣類，その他日常必需品）を買え』と言う。しまいには『あなたはみんなが忙しくしているのに川柳などやって優雅ね』と嫌味を言う」，また「兄嫁は僕に対して被害妄想をもっている。僕がわざと兄嫁に意地悪して喫茶店に行っていると言う」とのことであった。

● 兄嫁のいだくS男像

　そこでS男の兄が外来を訪れた際に，筆者はS男の生活に関して尋ねてみた。すると兄はS男と兄嫁の確執に関して次のように語った。

　「家内はいわゆる良妻賢母のような人間で，S男に対しても私の弟ということで一生懸

命面倒をみてくれる。統合失調症患者という偏見もなく，弟をなんとかしようとしてくれ感謝している。しかし口癖のように『何とかしようとすればするほど腹が立つ』と語る。毎日毎日，一挙手一投足に『腹が立ち』，自分（兄嫁）の感情を抑えきれなくなってついつい爆発してしまうようだ」。具体的には「皆が家業で忙しいときに，少しでも気を利かせて自ら風呂掃除をしてくれたり掃除をしてくれたり，自ら買い物をしてくれればそれでいい。とても簡単なことと思うがそれをS男は行わない。皆で住んでいる中で，彼にだけは『阿吽の呼吸』というものが通じない。別にS男がおかしなことを言ったりおかしな行動をするわけでもないので，いったいどこまでが病気でどこからが正常なのかわからなくなる」。「腹が立つと私（兄嫁）にはS男が私たちにわざと意地悪で川柳をやったり哲学書を読んでいるように思えてくる」。お金のことに関しても「私たちはできる限りの援助をS男にしていると思う。それなのに時間がくるとなんの挨拶もなく喫茶店に行き暇つぶしをする。それを見ていると真剣に現実を生きてほしいと願う気持ちをはずされたような気がし，ついつい無駄遣いをしていると怒ってしまう」，「たしかに私たちが忙しいときにS男に○○をしてくれ，と頼めばそれをやってくれる。しかしそのときも一々どのようにやればよいのかを尋ねてくる。何度教えても同じことを尋ねる。きちんと覚える気があるのかどうか疑問に思う。また私が言えばトイレや風呂の掃除をしてくれる。でも5分おきに煙草を吸い，やり残しも多い。どうも何事に対してもいい加減な印象を受ける」，「私（兄嫁）と主人（兄）が別々に同じことを頼むとパニックになってしまう。一度に2つのことを頼むと混乱してしまう。普通ならその場の状況に合わせてどちらを先にやるか判断できるのに，それができず，結局どちらもしないことがある。2つのものごとを頼んだ私に恨みでももっているかのように……」とのことであった。

● S男一家への対応

その後主治医はS男の家族とも頻回に連絡を取り合うようにし（多くは電話連絡），S男の日常生活に接することによって生じる兄，兄嫁の苦悩を具体的に取り上げた。その中で統合失調症であるS男のもつ病的側面を逐一説明すると同時に，S男に対しても外来場面でいかに家族との葛藤を生まぬよう生活できるか，という話題を取り上げるようにした。現在S男と家族の心的葛藤は以前に比して減少している印象がもたれる。なお兄，兄嫁は現在，地域の家族会に参加している。

　この2症例は慢性期の統合失調症患者である。とりわけA子の場合はかなりの程度の寛解状態に至っており，すでに陽性症状はなく，陰性症状もそれほど目立っていないように見える。傍からは「病者」として認識することは困難である。しかしそのような症例においても，ともに生活を送る家族にとっては「当たり前な感覚」や「阿吽の呼吸」というものが通じなく，「真剣に現実を生きてほしい」と思うほどその願いを「はずされたような」気分にさせられてしまうのである。その原因を客観的に探れば，1つ1つは「些細なこと」なのであろう。しかし「全部合わせるとやっぱり変な」存在であり，ついには「いったいどこまでが病気で，どこからが正常なのかわからなく」，「1日中一緒にいるとついつい頭にきてしまう」ような陰性感情をいだかせてしまう。

A子の嫁，S男の兄嫁は，客観的に分析すればhigh EE〔9頁参照〕の家族となる。しかしそこには，high EEとならざるをえないような対人相互関係の質（明らかに健常者同士とは異なる特異な対人相互関係の質）の存在を読み取ることができる。このような外部からは見えにくい家族内の特異な対人相互関係とそれによって生じる特異な葛藤こそ，精神科リハビリテーションにおいて考えなければならないことであろう。それには上述の「些細なこと」の背後に潜む本質的な問題をとらえておく必要がある。

●引用文献
1) 永田俊彦：分裂病の晩期寛解について―三症例の自験例から．飯田 真（編）：分裂病の精神病理，13巻, pp.47-68, 東京大学出版会, 1984.
2) 広沢正孝：「家庭内寛解」患者の外来治療再考―見落とされやすい患者と家族の苦悩をめぐって．治療の聲, 2:229-238, 1999.

2 統合失調症患者の日常生活の中に現れてくる基本的な問題

　第1章で提示した症例を参考に，精神科リハビリテーションを実践する際，統合失調症患者の生活の中でわれわれが戸惑いを覚える独特な特徴をみていく。まずこの章では，統合失調症患者の日常生活の中に現れてくる基本的な問題に触れる。ここで提示するいくつかは，われわれが戸惑いを覚えたとき，それがどうしてなのかを理解するうえで謎を解く鍵のようなものとなる。

1　普通のことが当たり前にできない，すぐに疲れてしまう，根気がない──基底症状（フーバー）

1）概念・特徴

　統合失調症の患者に接していると，われわれにとっては「普通のこと」が「当たり前にできない」ことへの戸惑いが日常茶飯に生じてくる。それを解く鍵の1つに基底症状という概念をあげることができる。これはドイツの精神医学者フーバーが提唱したもので，統合失調症に限らず精神障害者が幅広くもつといわれている症状である。具体的には，集中力の低下，疲れやすさ，忍耐力の低下，情緒的に共感する能力の欠如などである。この症状は実際に患者自身にも気づかれていることが多い。とりわけ社会の中で患者が働いたり生活をしたりする際，これらを実感するようである。しかし彼らにとっては「なかなか乗り越えられない症状」なのである。

> ●解説
>
> ■フーバー（Gerd Huber, 1921～）
> 　ドイツの精神医学者であり，ボン大学の精神科主任教授を勤めた。ボン大学における統合失調症502例の系統的な経過と予後に関する研究は有名であり，これを通して彼は当疾患の症状を基本的に2つの要素からなるとした。その1つは非特異的な身体症状および心身移行的症状であり，彼が「基底症状」（Basissymptome）と呼んだものである。他の1つは，この症状のうえに体験的・人格的に加工構築される人間学的な統合失調症特異的な症状であり，たとえばシュナイダーの一級，二級症状〔15頁参照〕などがこれに含まれる[1]。

> **症例　M氏の場合**
>
> 　院内で生活をしている限りは，周囲の者もこれらの症状に気づかず，またM氏自身も認識していなかった。しかし院外勤務を開始すると，職場の上司より，単純な作業でもすぐに「顔に疲れが出る」，「仕事のペースが他の職員に比べて遅い」，「仕事上のミスも比較的目立つ」という評価を受けた。このような状況下で，M氏自身もこれらの症状の存在に多少とも気づいた。

　彼の場合，社会生活の場面に身をおいて初めて「疲れやすさ，集中力の低下，忍耐力の低下」という形で基底症状が見えてきたものと思われる。

> **症例　A子の場合**
>
> 　百貨店の惣菜売り場などに勤務した際，A子自身，「以前のような集中力がなく，ミスも多い」と自覚していた。彼女の「私としては一生懸命なのに，同僚や上司からは『仕事を覚える気がない，すぐにサボりたがる』と言われてしまう」という発言は，この症状の乗り越えがたさを物語る切ない感覚であると思われる。また最近のA子においては，嫁に対する情緒的な共感性が明らかに欠如している。たとえばA子自身もつわりの体験をしたことがあったと思われるにもかかわらず，つわりで苦しんでいる嫁に対して「時間だから風呂に入るように」と述べたりしている。

> **症例　S男の場合**
>
> 　S男は，兄嫁に言われればトイレや風呂の掃除を行うものの，5分ごとに煙草を吸い，またやり残しが多い。これは忍耐力の低下や集中力の低下の存在を疑わせる所見である。なお，このことに関しては本人もある程度自覚していた。

> **症例　ある大学生，M男の場合**
>
> 　M男は，18歳時（大学1年時）に発病した統合失調症の患者である。いわゆる陽性症状が消失したのち学業に専念していたが，以下のように語っている。「以前のように勉強に身が入らない。何回覚えても集中力が低下して覚え切れない。以前ならば3時間は集中できたのに今は20分くらいしか続かない。だから他人の10倍は勉強しないとだめなのです」。彼の場合，とくに専門性の高い分野の学問の成就が困難なようである。

　これも基底症状にまつわる訴えと思われ，これを乗り越えられない本人の苦痛はかなり強いものである。

2）この特性は周囲からどのように見られやすいか？

　このような患者の特性を，周囲の者は往々にして「やる気がない」，「ふがいない」，

「なさけない」,「真剣みがない」,「サボっている」とみなす。また他者への共感性の乏しさに対しては,「本心がつかめない」,「周囲から浮いている」とみなしかねない。とりわけ日本人の場合,相手の感情を汲み取って相手の望むように振る舞うことが礼儀とされている[2,3]。周囲の人間は患者に対し「失礼な人だ」といった評価を下すことすらある。

3) どのような対応をしたらよいか？

仕事場面で,もし職場の人たちが患者の障害を知っている場合には,彼らに基底症状の特徴を説明するだけで患者への対応や誤解が減少することが少なくない。家族の場合も同様である。提示した大学生のような症例では,もし経済的に余裕があれば卒業までの期間を延長することも1つの方法である。いずれにしても,患者に対する周囲の要求水準を下げ,目標達成までの時間を十分にとる配慮が必要であろう。

4) 統合失調症特有の「疲れ」について

基底症状のうち,疲れやすさには統合失調症特有の質があるようである。そこから二次的に忍耐力の低下がきたされることもあるので,その質を理解しておくことは患者への対応に有用であろう。

■ **慣れることのない疲れである**

統合失調症患者の多くは,社会生活を営む際に意欲の減退感や疲れやすさを自覚している。いくら努力しようと思っても,「身体のほうで疲れてしまい,どうしてもやる気が続かなくなる」ことも少なくない。たしかにわれわれ一般人においても,疲労と意欲の減退とは結び付きやすい。しかし統合失調症患者では,そもそも**精神的活力の低下**[4]ないし**エネルギーポテンシャル**〔43頁参照〕の喪失がみられている。したがって,「慣れれば疲労も感じなくなり,意欲も戻る」といった簡単なものではないようである。もちろんM氏にみられたように,ある程度の慣れとともに疲れも軽くなることはある。しかしそれも,われわれが思うほどのものではないことを知っておく必要があろう。もしわれわれが彼らの疲れを軽くとらえてしまい,これに対する適切な対処を行わなければ,彼らはわれわれとともに歩む自信を喪失し,容易に臥床,好褥,無為という形をとりかねないと思われる[4]。

■ **こころの疲れがからだの疲れになる**

統合失調症患者では,精神的疲労と身体的疲労が区別されないことがしばしばある。たとえば,次のような症例が参考になる。

> ● 症例 ● **22歳時に発病した女性患者,E子の場合**
>
> E子は威圧的で自分勝手な父親(医師),口うるさく自分の考えを押しつけ,逐一彼女の言動を批評する母親のもとで,すでに10年間,統合失調症患者として暮らしている。

> E子は家族にきわめて気を使い，いわゆる一家の影のまとめ役である〔72頁参照〕。そのためか集中力や忍耐力の低下を自覚しているにもかかわらず，家事を懸命に行っている。しかし父親や母親からの「家事ぐらいできて当たり前，いつまで甘えているのか」という「圧力」を四六時中強く感じ，身体的疲労感が蓄積し，「痩せて体力がなくなった。体力がないから疲れやすい」と述べている。医師である父親はそのような彼女の診察をことあるごとに行い，「データ的にはどこも悪いところがないから疲れるはずがない」と述べるが，彼女の「身体疲労」は一向に改善しない。

このように，疲労が本来の精神的領域から身体的領域に容易に移行する患者は少なくない。たしかに精神と身体とは人間の最も根源的な経験のレベルにおいては明確に分離されていない。まずは，ただ「疲れた」事態のみがあるといえよう[5]。しかし前にも述べたとおり，人間は通常，感覚，思考，人格の統合作用を備えている。それによって疲れという感覚も対象化されて，一方は身体領域へ，他方は心的領域へと，なかば自動的に帰属され，それぞれの領域の疲れとして認知され，表現されるものと思われる[5]。しかし，そもそも統合作用に失調をきたしている患者では，疲れはどちらかの領域へ明確に定位されにくいことが推測される。

このような事情を考えると，たとえ内科検査で「問題なし」と言われても，それを根拠に「疲れているはずがない」と決めつけることは危険である。またそれを根拠に「大丈夫」と励ますこともあまり効果がない。さらにそのように対応された患者は，疲れの苦痛に加えて，誰からも理解されない苦痛を体験することにもなりかねない。

■ こころの疲れが意外な形で表現される

彼らにとって疲れの表現はかなり難しいらしい[6]。疲れが頭痛，眼痛，歯痛，肩凝りなど身体的愁訴の形をとることも少なくない。逆にいえば，われわれは頑固な頭痛や眼痛などの訴えに，「痛み」として対応するのではなく，「疲れ」として対応する目をもつことが有用なことがあろう。

2 当たり散らしていたかと思うと急に甘える ── 両価性（一方的な攻撃性と過度の依存）

1）概念・特徴

ここでは**両価性（アンビバレンス）**という概念が問題になる。両価性とは，ブロイラー[7]によって提唱された統合失調症患者に特有の情意の障害であり，いくつかの考えが同時に浮かび，思考や行動が「バラバラ」になってしまうことを指す[8]。なおこの用語は，その後フロイト[9,10]に引き継がれ，「人間の感情生活一般に伴う普遍的な性格」を表すものに拡大されていった。たとえば1つの対象に対して，「好き」，「嫌い」という両方の感情を同時にいだくといった，われわれにもみられる現象を指すように

なった。

　さて統合失調症特有な障害という意味合いが薄れてきた両価性であるが，それでも統合失調症患者に特有な両価性は存在するように思われる。それは，彼らにおいては相反するものが単に並列するだけで，その間の関連が本人に了解されていないように見える点である。たしかにわれわれは両価性を体験しても，その対象に対して両方の感情や意志が存在していることを認識し，自分なりにそれに対処しようとする。ないしはそのような対処をしなければつつがなく社会の中で生きていくことができないことを知っている。たとえば「この人のこういうところは嫌いでも，ああいうところは好き」といったくくり方をしたりするものである。それによって自分というもの（自己）を守り，自分という人格の統合を維持しようとしているのかもしれない。

　このようにみると，両価性という概念は人格の統合がなされているかいないか，ないしは統合への指向性があるかないかで異なった様相を呈する。ブロイラーは統合失調症の両価性をめぐり，「連合の分裂は病的両価性に導き，そこでは矛盾する感情や思考が相互に影響することなく合い並んで活動する」と述べ[7]，連合障害〔24頁参照〕とともに両価性を統合失調症の基本症状の1つに入れている。その背景を考えてみると，ブロイラー自身そこに，人格の統合不全をきたしている統合失調症患者の本質が直接現されているとみた可能性がある。

　いずれにしても，統合失調症患者では，両価性によって，相矛盾する感情が統合され処理されることなく相手に対して表出されることになる。ある人に甘えていたかと思うと，今度は激しい攻撃（暴言・暴力）を向け，しかもそれが延々と繰り返されることになる。統合失調症患者にとって両価性の問題は基底症状同様，乗り越えることがかなり困難なのであろう。一方，両価性の表出対象となった人物（多くは母親）はそれに翻弄され続けることにもなる。

症例　A子の場合

　A子の場合，長男の嫁に対して両価的感情の表出が認められた。すなわち，嫁に対して依存したかと思うと攻撃し，感謝したかと思うと非難することを，日常生活の中で繰り返していた。嫁はA子のこのような姿に翻弄され，A子の本心がつかめぬままに精神的緊張が持続することになった。

症例　S男の場合

　S男および彼の家族との面接を進めていくうちに，彼は兄や兄嫁に対して両価的感情を表出し続けていることが判明した。これに対して兄は「自分の仕事があるのでS男の『わがまま』はとりあわないようにしていた」というが，兄嫁はA子の長男の嫁と同様翻弄され，そのほかのS男のもつ精神行動特性（あとに述べる）とあいまって，S男に対して否定的な感情を表出するようになったようであった。

> **●症例** **家族と暮らす 43 歳の男性患者，K 男の場合**
>
> 　K 男は長年母親と兄との 3 人暮らしをしており，現在に至るまで地域の精神保健福祉サービスも受けていない。彼は発病（19 歳）前より母親に対し甘え，添い寝をさせたり，始終自分の側にいるように駄々をこねたりしていた。その一方で，些細なきっかけで母親に対して「何でわからないんだ」，「何でそのようなことをしたんだ」，「何で僕のいうことをきかないんだ」などと執拗に暴言を吐き，しばしば母親を殴ったり蹴ったりしていた。K 男が 40 歳ごろより，母親（と兄）がこのような苦痛に耐え切れず，患者に告げることなく家出（1 カ月ほど）を繰り返すようになった。K 男はそのたびに主治医に「お母さんがいなくなっちゃった。僕が悪かった」とうなだれて述べるものの，母親が帰宅すると 1 カ月もたたないうちに再び両価的感情を激しく表出するようになる。これに対し母親は，「暴力がひどいと，もうこの子を捨てて逃げようかとも思う。しかし甘えてくるわが子を思い出すと不憫で，それもできずに家に帰ってくる」と語っている。

　このような母子の問題は，精神科リハビリテーションの場面ではまれならず見かけられる。

2）この特性は周囲にどのような印象を与えるか？

　両価的感情を激しく表出し続ける患者に対して，家族以外の者（たとえば家族から相談を受けた者）は，「気持ちが読めない」，「単なる甘え」，「単なるわがまま」，「手がつけられない」，「単なる非常識」といった印象をいだくであろう。母親のように本人と深い愛情で結ばれている者は，「わがまま」，「手がつけられない」と思いつつも，同時に「私の育て方が悪かった」という自責の念をいだくことも多いであろう。このような家族に接する医療者は苦悩する家族を見かねて，やはり「単なる甘え」，「単なるわがまま」，「手がつけられない」，「単なる非常識」ととらえ，本人を厳しく注意することもあろう。

3）どのように対応したらよいか？

　まずは両価性の特徴についての知識，また統合失調症患者の場合，両価性がこのような相矛盾した言動に直接結び付きやすいことを周囲の者に説明する必要がある。それによって上述の誤解はかなりの程度解くことができると思われる。しかし両価性自体が本人にとって「乗り越えがたい」特徴であることも確かであるため，その後の対応は両価性の表出の対象となる者が疲労困憊しないように，適切な距離をとるよう導くことが必要であろう。その際の距離とは心理的な距離もさることながら，物理的な距離，すなわちともに過ごす時間の削減，住居の住み分けなどをも指す。

3 首尾一貫性がみられない──時間の連続性のなさ

1）概念・特徴

先にも述べたように，統合失調症患者はアンテフェストゥム（木村）の時間構造をもっている〔57頁参照〕。しかし，アンテフェストゥムのみでは説明できない彼らの時間体験の特性が存在するようである。急性期の彼らに時間の連続性が消失しうることはすでに述べた〔54頁参照〕。しかしこれは，慢性期の統合失調症患者にもみられるようである。すなわち彼らの中には，過去−現在−未来といった時間の連続性の上に行動するのではなく，「今のみを生きている」[11]印象がもたれる者もある。

時間の連続性という構造そのものの障害は，患者によって自覚されている場合もそうでない場合もある。自覚されている場合には，彼らは自らの首尾一貫性のなさに悩んだり，直接時間の連続性のなさに悩んだりする。

> **症例　主婦として生きているY子の場合**
>
> Y子は17歳のときに統合失調症を発症した。彼女はもともと内気な性格であったが，同時に受動的な面が目立ち，中学・高校時代は周囲の友人に左右されて「話している友達ごとに自分の性格が変わった」と述べている。すなわち「よく喋る子」と付き合えば「自分もよく喋る人」，「他人を気遣う子」と付き合えば「自分も他人を配慮する人」，「おとなしめの子」と付き合えば「自分もおとなしくゆったりした人」になるという。高校2年時，自分が自分であるという実感，時間の連続性の感覚がなくなり，まもなく自分の中に他人の考えが入り込んできたり他人に影響されたりしてしまうという自我障害が顕在化した。その後Y子は2回の入院治療を受け，現在では結婚して子どもも1人もうけている。しかし「時間がつながらず」，同時にそのつど自分が変わり，どれが本当の自分かわからないという症状に悩まされ続けている。
>
> この患者は自己を内省する傾向の強い患者であり，それだけに時間の連続性のなさに直面すると同時に，それが直接自我障害の訴えに結び付いている。たとえば，「私はいつもコロコロ変わってしまう。どうしてこんなに自分がないのでしょうか」とことあるごとに苦悩を表明している。このような症状はまた彼女を，（首尾一貫性のなさから）「社会人として生きていくことの難しさ」に直面させている。

さらに内省傾向を強くもつ患者の場合には，「刻一刻を生きているだけです」，「刻一刻バラバラです」，「意識はクリアなのに1秒1秒に連続性がありません」，「今の私と1時間後の私は違うのです」，「昨日の私と今日の私と明日の私につながりがないのです」などの表現がみられる。

時間の連続性の障害はこのような内省のない限り本人に自覚されない。周囲から直

接この障害が気づかれることもほとんどないであろう。しかしこれが首尾一貫性のなさとして，ともに社会生活を送る者を悩ませることは少なくない。また先に述べた基底症状や両価性の表出方法の根底にも，これが存在している可能性が十分にあると思われる。

　基底症状の場合，次のように説明できるかもしれない。たとえば時間の連続性がないとすれば，何を行うにしても当然集中力は低下するであろう。また日常生活を営む際に時間の連続性の欠如に対して逐一（刻一刻と）対処しなければならないとすれば，きわめて疲れやすくなるであろうし，忍耐力も低下するであろう。情緒的に共感する能力の欠如に関しても，時間の連続性のなさが大きな影響を与えるであろう。なぜなら情緒そのものがある程度の時間の連続性の中で初めて生まれ，感じ取られるものであると思われるからである。

　両価性の場合，それに対する対処方法や表出方法に時間の連続性の問題が影響を与える。相反する感情の統合は時間の連続性があって初めて可能だからである。時間の連続性が欠如していれば，相反する感情や意思の表出がバラバラにみられても不思議ではない。

2）この特性は周囲からどのようにみなされるか？

　このような症状を言語化する場合，それを聞く相手は何に悩んでいるのか理解できない場合が少なくない。しかしY子のように，不安とともにこれら（たとえば，「自分がコロコロ変わり，どれが本当の自分かわからない」）が繰り返し語られると，語られた相手のほうがそれに巻き込まれて苦しくなる。それと同時に「いつまでたっても子どものようだ」，「全然成長しない」といった評価をすることも少なくない。しだいに本人に対して，「いつもめそめそしている」，「否定的な考えしかできない」といった印象をもち，否定的な感情を本人に表出しがちにもなる。実際にY子の母親は，発症以来長年にわたりY子に対しこのような評価と対応を行っている。

3）どのような対応をしたらよいか？

　統合失調症の基本的な症状である自我障害ときわめて密接に結び付くため，対応には根気を要する。彼らのもっている時間性の障害に振り回されずに，「大丈夫」という保障を与えること，本人が（自己の存在をめぐって）どんなに揺れ動いても，動ぜずに側にいることが最も効果的なようである。少なくとも医師をはじめ精神科リハビリテーションに携わるスタッフには，このような姿勢が要求されるであろう。

4）時間の連続性のなさが及ぼす統合失調症患者のいくつかの特徴

　時間の連続性の欠如が統合失調症患者に与える影響は広範囲に及ぶと思われる。こ

こでは2つのみをあげておく。

■ **金銭の計画的な管理ができない**

時間の連続性がなく，とりわけ「今のみを生きる」患者と現場で接する際，最も問題となることの1つとして，彼らの「経済観念」をあげることができる。かつて湯浅[12]は生活臨床の観点から費やす患者・稼ぐ患者に注目して，長期入院患者における金銭観，労働観について考察を行った。その際，①費やして稼がない人，②費やして稼ぐ人，③費やさないで稼がない人，④費やさないで稼ぐ人に分け，とりわけ①と④に注目した。そして①として，比較的裕福な育ちをし，きわめて愛想がよく，誰とでも仲良くなれ，友人に節操なくおごり，自分でもブランド品を身につける慢性期の男性患者をあげた。一方④としては，堅実な家庭に生まれ，プライドが高く人を多少見下した姿勢をとり，仕事は一切休まず，極度の節約家で自費の行事は参加せず，そうでないものは参加，参加時に他の患者の写真はとってあげるもののプリント代は各自に請求するなどの特徴をもつ男性患者をあげた。①は，自らの過去，現在，未来について楽観的で，発症以来の辛い過去は忘れ，悔やまない。現在もその場を楽しみ，将来のことを思い煩うことはないと湯浅は考察している。④に対しては，行く末に対し悲観的，いつも不安，不満がつきまとい悪いほうへ気がいくきらいがあり，もはや**帰る家**はないと自覚し，自立のため稼ぎ，費やさず蓄え続け，片時も寛がず，前進あるのみの半生であると考察している。

このような患者はわれわれの周囲にも数多く存在する。「今のみを生き」将来を見通した「金銭管理」が困難な患者は，①のタイプに属する。

■ **目の前の現実よりも，遥かかなたの将来にばかりとらわれる**

患者と接していると，患者はすぐに実現しそうな事柄に重きをおかず，実現可能性の低い遠い将来のほうにとらわれているように見えることがある。このような患者もまた「今のみを生きる」者と同様に，時間の連続性の問題をかかえていると思われる。時間の連続性のなさは，たとえ目が将来に向いたとしても系統立てて計画を立てることを不可能にさせるからである。また同時に，遠い可能性をすぐにでも実現できそうに思わせてしまうこともある。このような患者に精神科リハビリテーションを実践していると，本人があえて（意識的に）遠い将来にばかり目を向けて，身近な事柄を避けようとしているように見えてしまうことが多い。たしかにそのような場合もあるが，まずは彼らのもつ時間性に注目しなければならないであろう。このような患者に対し，「夢のようなことばかり言っている」，「現実から逃げている」と一方的に評価してみても，この傾向が容易に改善されるわけではないのである[13]。

また，先にあげた湯浅の症例の④にもこの特性をみることができる。この症例は一見将来を見通して金銭を節約しているように見えるが，片時も寛がず，前進あるのみの半生と考察されているように，系統立った計画は立てられていない。このような患者は往々にして「ケチ」などの否定的な評価を受けたり，周囲から「少しは貯めたお金を使うように」指導されたりするが，彼らの時間構造を考えれば，やはりこの傾向が改善されづらいことが理解できるであろう。

以上，日常生活の中に現れてくる統合失調症の患者のもつ基本的な問題を提示した。しかし彼らの日常生活場面には，今述べたような特徴を内に孕んだ「**精神行動特性**」が存在する。その一部は生活臨床派のいう「生活特徴」に含まれるものでもある。

● 解説

■生活特徴
　この言葉は，「**生活臨床**」〔12頁参照〕の立場から統合失調症患者へアプローチする際に用いられた用語である。社会で生活している統合失調症患者はごく日常的な社会生活の中に求められるきっかけ（要因）によって生活破綻をきたし，それが再発につながっていく。この生活破綻の要因となる弱点を「生活特徴」と呼ぶ。それらは，「患者が社会生活の中で，どのような場で，どのような生活上の刺激に，どのように反応するか」を観察することによってつかめるものである[14]。

● 引用文献

1) 宇野昌人：フーバー．加藤正明ほか（編）：新版精神医学辞典，pp.888–889，弘文堂，1993．
2) Hirosawa, M., Nagata, T., Arai, H.: A psychopathological study on elderly Japanese delusional depressives in relation to collapse of traditional Japanese culture. *Psychogeriatrics*, 2:103–112, 2002.
3) 鈴木純一：集団精神療法より見た精神分裂病．荻野恒一（編）：分裂病の精神病理，4巻，pp.81–98，東京大学出版会，1976．
4) 吉松和哉：病的意識と現実認識について—精神分裂病者への伴侶的精神療法をとおして．中井久夫（編）：分裂病の精神病理，8巻，pp.1–29，東京大学出版会，1979．
5) 小見山実：分裂病性現象の契機における分岐．安永浩（編）：分裂病の精神病理，6巻，pp.217–242，東京大学出版会，1977．
6) 湯浅修一：休む患者—分裂病回復者の疲労と休息．飯田真（編）：分裂病の精神病理と治療，4巻，pp.1–23，星和書店，1992．
7) Bleuler, E.: Dementia praecox oder Gruppe der Schizophrenien. In Handbuch der Psychiatrie, (hrsg G.Ashaffenburg) Spezieller Teil 4 Abteilung, 1 Häfte. Franz Deuticke, Leipzig/Wien, 1911. 飯田真，下坂幸三，保崎秀夫ほか（訳）：早発性痴呆または精神分裂病群，医学書院，1974．
8) 安永浩：心因論．横井晋，佐藤壱三，宮本忠雄（編）：精神分裂病，pp.71–91，医学書院，1975．
9) Freud, S.: Bemerkungen über einen Fall von Zwangsneurose, 小此木啓吾（訳）：強迫神経症の一例に関する考察．フロイト選集，16巻，日本教文社，1969．
10) Freud, S.: Zur Dynamik der Übertragung, 小此木啓吾（訳）：感情転移の力動性について．フロイト選集，15巻，日本教文社，1969．
11) 宮本忠雄：精神病理学における時間と空間．井村恒郎ほか（編）：異常心理学講座X，精神病理学4，みすず書房，1965．
12) 湯浅修一，雪竹靖衛：費やす患者，稼ぐ患者—社会復帰病棟内寛解患者について．吉松和哉（編）：分裂病の精神病理と治療，1巻，pp.229–246，星和書店，1988．
13) 中井久夫：世に棲む患者．川久保芳彦（編）：分裂病の精神病理，9巻，pp.253–277，東京大学出版会，1980．
14) 小見山実：分裂病者における自己と他者—環界へのかかわり方を通じて．宮本忠雄（編）：分裂病の精神病理，2巻，pp.73–97，東京大学出版会，1974．

3 統合失調症患者の具体的・個別的な精神行動特性

1 嘘をつけない，嘘のつき方が下手である
――「オモテ」と「ウラ」のなさ，秘密のもてなさ

1）概念・特徴

■「オモテ」と「ウラ」が未分化な統合失調症患者

　統合失調症患者は，嘘をつくことがきわめて不得手であり，たとえ嘘をついたとしても，それはすぐにばれてしまうようなものであることが多い。とにかく彼らに接していると，秘密をこころの中にしまっておくことが苦手なことを痛感させられる。かつて土居[1]はこのような事実を，「オモテ」と「ウラ」の使い分けが困難であることから説明した。すなわち，統合失調症患者は元来「オモテ」と「ウラ」の未分化な人たちであり，「オモテ」と「ウラ」の使い分けがうまくできないために，上手に嘘をつくことも困難なのであるとした。

　たしかに通常の日本人の成人は，多かれ少なかれ「オモテ」と「ウラ」をもちながら社会を生きている。それゆえに秘密をもち，嘘もつき，それなりに狡猾に生きる。しかし「嘘も方便」といわれるように，嘘はギクシャクしがちな社会の潤滑油ともなろう。「オモテ」と「ウラ」がなく，嘘ももたない統合失調症患者は，「非社交的ではあるが，お人よしで正直者である」としばしば評され，純粋無垢な印象すらもいだかれる[1]。しかし彼らの対人関係からは，ともすると潤滑さが欠ける。

■なぜ統合失調症患者は嘘のつき方が下手なのか

　土居[1]によれば，「オモテ」と「ウラ」の分化は，「自我機能の分化と統合」と密接に結び付いている。すなわち統合された自己というものがあって初めて，「オモテ」と「ウラ」の分化も可能になるのである。もちろん一般人においても，「ウラ」のない人は少なくないであろう。しかし統合失調症患者には，そもそも「オモテ」という概念も「ウラ」という概念も存在しない点が特徴なのである。同様のことは，秘密をもつということにおいてもいえる。秘密をもつとは，他人の与り知らない自分だけの世界をもつことである[2]。それには，自己が成立し，自分というものが存在していなけれ

ばならない[2]。このようにみれば、自己の成立不全をきたしている統合失調症患者が嘘をつけないこともうなずけよう。さらに「嘘をつけないこと」は、時間の連続性に乏しいこととも深く関連するであろう。上手に嘘をつくには、それなりの計画が必要だからである。先のことを考えていない嘘は、実にバレやすいものであり（場当たり的で一貫性もない）、また性懲りもなく繰り返される可能性を孕むものである。

●解説●

■「オモテ」と「ウラ」

「オモテ」と「ウラ」という一対の日常語は、人が状況に対応してとる対照的な態度を示すために使われる。たとえばオモテの話、ウラの話、あるいはオモテを立てる、ウラを隠すなどである。オモテとは外に見せるという意味であり、ウラとは外に見せないで内々にしておくという意味である。何がオモテになり、何がウラになるかはその場によって異なる。オモテとウラは相補う関係にある。なぜならオモテはウラをある程度表現するとともに、それを隠す役目をもっているからである。実際、オモテの保護なしにウラを保つことはできない。しかもそのオモテを演出するものはほかならぬウラである。欧米人の場合、ウラは、日本人の場合のように内輪のものと共有されることはむしろ少なく、もっと個人の内面と密着したものとなる（以上、土居[1]より）。

■ 症例提示

●症例● M 氏の場合

彼はリハビリテーション過程で、職場仲間に「うまく病気を隠すことができず」疲労、困惑し、そのつど主治医や精神保健福祉士の介入を必要とした。また就職活動の際、履歴書の空白を埋めるための「嘘の記載」がうまくできず、困惑していた。

M 氏の生き方自体が、うまく嘘をつけず、秘密を保持することが不得手であり、かつ「オモテ」と「ウラ」がないことを物語る。ただし、一貫して嘘をつこうとする志向性をもっており、このことは時間の連続性がかなりの程度回復し、自己もかなりの程度成立してきていることを示すと思われる。

●症例● S 男の場合

周囲が多忙な中で喫茶店に行く際に、うまく別の用事を作り上げて「嘘をつく」ようなことはせず、「喫茶店に行く」と正直に述べていた。このことは兄嫁との不和をよりいっそう大きくしていた。

●症例● 外勤作業に就いた長期入院患者, D 氏の場合

D 氏は長期入院中の統合失調症患者（破瓜型）である。リハビリテーション目的で、病院近隣の工場に勤務に出た。D 氏にとっては多少仕事がきつかったようであった。工場側も本人に無理をさせないように並々ならぬ配慮をしていたが、勤務開始後 1 カ月目、突然 D 氏は工場長や周囲の人に「この工場の仕事はきついので帰ります」と述べ、そ

のまま病院に帰ってきてしまった。その後の工場長と主治医との会話の中で，工場長は「私たちの配慮が足りなかったのだろうか」と自責的に述べていた。また「これまで気を使ってきてくれた他の工員の前では，嘘でもせめて『風邪を引いたから』とか『病院の行事があるから』とか言ってほしかった」としみじみ語っていた。

D氏のこの発言は，彼に気を使ってきた工場長や他の職員を「傷つける」内容であったことが容易に推察される。この患者の場合，「嘘も方便」という概念がない。

以上の症例は，統合失調症患者の「嘘のつけなさ」や「オモテ」と「ウラ」の分化のなさを如実に物語っていると同時に，それによって他者との軋轢が生じうることをも語っている。

● 症例 　すぐにばれてしまう嘘を繰り返すN男の場合

N男は長期入院中の慢性統合失調症患者で，10年以上開放病棟で治療を受けている。体重も増加し，全体的に弛緩した容姿である。彼は性的な逸脱行為や万引きなどの衝動が抑えられず，いわゆる問題行動が多発している患者であった。ある夏の日，N男はシャツ1枚で近くのスーパーに行きパック入りの鰻の長焼きを万引きした。そしてそれをシャツの下に入れ，店内を歩いているところを店員に発見された。太った腹部に長焼きのパックが縦長に透けて見え，一目で万引きとわかった。しかし彼は「取っていない」と主張し，その後店員によって鰻を取り出されても，「他のお客さんがくれた」と言い張った。帰棟後，N男は主治医や師長からきつく注意を受けたが，その期に及んでも，「取っていない」と述べるのみであった。注意を与えるわれわれのほうに空しさのみが残った。

このような光景もまた，地域に密着した精神病院では珍しいものではないと思われる。

2) この特性は周囲にどのような印象を与えるか？

統合失調症患者の「オモテ」と「ウラ」のない，あまりにも正直な言動は，周囲の者を困惑させたり，周囲の者の気分を害したりすることが多々ある。周囲に対しては，往々にして「世間知らず」，「恩知らず」，「常識がない」といった印象を与えることになる。時には症例で示したように，周囲のせっかくの配慮を台なしにし，傷つけることすらある。性懲りもなくすぐにばれてしまう嘘をつき続ける患者の場合には，周囲の怒りを呼ぶ。とりわけ本人の行動を「管理」しようとする姿勢で臨めば，周囲の怒りは激しさを増す。

3) どのような対応をしたらよいか？

自然のうちに自己の統合ができているわれわれには，彼らの行動は理解しがたいものに感じられるかもしれない。したがってまずは，われわれ自身が彼らの言動の基底

に，自己の統合不全という統合失調症特有の病理があることを理解することが必要であろう。そのうえで上手に嘘のつけない彼らに対応することが必要となろう。またそのような彼らと接して困惑や怒りを覚えた人たちがいれば，その人たちに彼らの病理の特性をわかりやすく説明することが大切であろう。

第2に本人に対しては，時間をかけて自己の統合（自己の成立）を目指すこと，その中で「オモテ」と「ウラ」がどの程度できてきたかを評価する目をもつことが大切となる。

第3に，そのうえで彼らに，生きていくうえで必要な「嘘のつきかた」の具体的な方法（how to）を教えていくことも時に必要となるであろう（嘘をまったくつけなかった患者が，たとえ下手でも嘘をつけるようになったら，その分患者の自己の統合は一歩進んだという見方をすることも可能である）。

4）「オモテ」と「ウラ」のなさ，「嘘をつけないこと」が基底に存在する現象

■ 心理的な距離が異様に近い

統合失調症患者と接していると，たとえば初対面であっても，いきなり彼らの内面（本来なら秘密とされるようなこと）を語られ，「この心理的な距離の近さは何なのだろう」と戸惑いを覚えることが少なくない。

先に述べたように，「オモテ」と「ウラ」は，「自我機能の分化と統合」（自己の成立，自己の重層化）と関連している。したがって土居[1]も指摘しているように，実生活を営むうえで必要となる**適宜な対人的距離**は，オモテとウラの2本立てないし2段構えができて，初めて可能であると考えられる。ここで注意を要することは，彼らの場合，人間関係において困難に逢着した際，自分では距離をとっているつもりでもさっぱりとれていないことである。オモテとウラの区別がつけられないのに，あえてこの区別をつけなければならない状況に直面すれば，彼らの精神は破綻しかねなくなる。オモテを立てて，ウラを隠さなければならない場面でも，われわれであればうまく対処できる。しかし，彼らはそれができなくてすべてごちゃまぜになるのである（以上，土居[1]の論述を参考にして記載）。これは急性増悪への道となる。したがってわれわれのほうで，安全な距離をとるように心がける必要がある。

■ 聞いている者のほうが恥ずかしくなってしまう

成人は「（誰にも言えない）秘密をもつ」ことによってうまく社会生活を営むことができる。いわゆる「馬鹿正直」は生きにくいものである。統合失調症患者の悩みを聞いていると，時に聞いている者のほうが恥ずかしくなってしまったり，どのように答えたらよいのかわからなくなってしまったりする場面がある。たとえば性にまつわる問題である。統合失調症患者では，自分の性的な思考，感情，行動に対して罪悪感をいだいていることが多い。時に彼らは，それをあまりにもダイレクトに語る傾向をもつ。

吉松[3]も述べているように，人間はそれが対社会的に迷惑を及ぼすものでない限り，

内心にいかなる思いをいだこうが社会的に許されるのである。このことは人間精神の自由を意味し，さらに他人がおかすことのできない個人の秘密の尊厳性へと通ずることでもあろう。このようなことが成立するのも，秘密を保持する能力があることが大前提となる。われわれにとっては，統合失調症患者が自ら秘密をもてるよう導いたり，不用意に彼らの秘密を暴かないように注意したりする姿勢もまた，重要となる。

■ 言葉や表情に緊張感（張り）が感じられない

土居によれば，一般に，発せられる言葉とこころ（本心，本音，「ウラ」）との間には一種の距離のようなものがあって，そこに一種の緊張（張り）が感じられる。またそうであるからこそ，人はその言葉を通して相手のこころを推し量るということにもなる。これに対して統合失調症患者の場合は，往々にして言語即心である。したがって両者の間に緊張（張り）が感じられないために，言語がただそこにあるだけというような観を呈する[1]。表情についても同様である。表情とは，そこにウラであるこころが表現されたりされなかったりするオモテである。顔はこころを映し出すと同時に，こころを隠し保護する役目をもっている。統合失調症患者の表情からはこのような微妙な印象を受け取ることができない。彼らには顔とこころの区別がないことが多い。彼らの顔は時に子どものような純真さを示すこともあれば，反対に一様に平板化してしまうこともある（以上，土居[1]の論述を援用して記載）。逆にいえば，精神科リハビリテーションの過程で，言葉に緊張（張り）が感じられたり，表情が引き締まってきたりしてきたときには，言葉や表情の奥に患者独自のこころ（すなわち自己）が育ってきたと察することができるかもしれない。自己の統一が一段進んだとみることもできる。

■ その場から浮いてしまいがちである

統合失調症患者は，集団場面でその場から浮いてしまうことが少なくない。もちろんわれわれでも，そのようなことはある。しかし統合失調症患者の場合，自らはその原因をつかめないことが多い。

集団の場とは一般に「オモテ」の場である。そこでは「オモテ」が語られ「タテマエ」が論じられる。多くはその前提として，「ウラ」が存在する。そして「ウラ」がある限り，集団の中で「オモテ」のみを語ることに何の支障もない[4]。そもそも「オモテ」と「ウラ」の区別が欠けている統合失調症患者は，「ウラ」に支えられた「オモテ」ではなく，理論的に正しい「正論」をやみくもに述べたり主張したりする。「正論」は，「ウラ」に支えられていないがゆえに，それのみしかもたぬ人は「妥協」をもたず，頑なにもなる。さらにそのような人には（「オモテ」－「ウラ」のない）一枚岩の脆さもにじみ出てしまう印象がいだかれる。ただし自己の成立があいまいな彼らにとっては，とりあえずは「正論」のみが安定を得る際の拠り所となるのかもしれない。

■ 時々妙に意固地になる

意固地になることは誰にでもある。自分の失敗を隠したり，それがばれてしまっても認めたくないこともある。改めて考えれば，他人とかかわり合いをもつときには，まず自己（自分というもの）を現さなければならない。もちろん自己を現すことは，自分の欠点を他人に知られ，恥ずかしい目に会うという危険を常にもつ[5]。したがって

われわれは，このような自己をうまく隠そうともするのであろう。しかしわれわれ一般人であれば，そのときに自己の全体ではなく，実際には「秘密にしたい部分」ないし「ウラ」の部分のみを隠そうとする。もしそれができなくなってしまった場合，われわれも精神的な危機を迎えるが，それが自己の一部である以上，決定的な危機にはならなくともすむことが多い。

　自己の成立があいまいな統合失調症患者の場合，隠さなければならないものは，たとえ周囲からみれば些細に見えるものでも，一気にそれが自己の全存在にかかわってしまうことがある。このような状況に陥ると，彼らは突然，意固地になる。自己を守るために意固地にならざるをえないのかもしれない。その際には，もはや余裕というものもなくなる。「意固地」の背後にある心理は，われわれの意固地（単なるプライドや恥ずかしさ）とは異なる可能性があることを，われわれは認識しておかなければならない〔112頁参照〕。

5）統合失調症患者にとっての秘密の質は？

　統合失調症患者にとってとりわけ秘密が問題となるのは，自我障害と妄想という症状においてであろう。自我障害では，「自分のこと（秘密）が相手につつ抜けになっている」[6]と体験されたりする。ここでは，自分の秘密が他人の手に渡っていて，もはや秘密でなくなっている[2]。妄想においては，自分の秘密は他者から暴かれるという体験になる。やはり多くは自分の秘密はすでに他者の手に渡ってしまっている。ところで統合失調症患者に対し，その秘密の内容（何がつつ抜けになり，何を暴かれようとされているのか）を尋ねても，漠然としていて答えられないことが多い。むしろ彼らは，すべてが見抜かれ，すべてが暴かれることを恐れているのである。すなわち彼らが守ろうとする秘密は，彼らの全存在なのであろう。

　先にも述べたように，通常他人とかかわり合うためには，まず自己を現さなければならない。ここで彼らの多くは，「自分がないこと」（自己の成立不全）に直面する。それを彼らはうまく隠さなければ他人とかかわれない。そこで彼らにとっての秘密とは，自己の全存在であると同時に，それは「自分がないこと」なのでもあろう。

2　全部お任せ。素直で遠慮深くもあるが，いたって「頼りなく」感じられる——自己譲渡

1）概念・特徴

■ すべてを他人に明け渡してしまう統合失調症患者（自己譲渡）

　統合失調症患者からは，接すれば接するほど純粋無垢な印象を受けるものである。彼らに接する者の多くは，その素直さと，時には遠慮深さに魅惑されることもあると

思われる。しかし同時に，実生活場面では「頼りなさ」をも感じてしまう。

さて，彼らのこのような特徴を考えるにあたり，小山内[7]の**「自己譲渡」**という概念が参考になる。自己譲渡とは，統合失調症患者，とりわけ破瓜型の人々の言葉や動作に表れる一特性を名づけたものである。すなわち何かしなければならないときに，自分の存在にまつわるほぼすべてを他人に明け渡してしまう姿である。それは**自己の成立不全**という病理が，実生活の中において1つの形として現れた精神行動特性ともいえよう。

■ 症例提示

> **症例　デイケアを訪ねてきた24歳の女性，C子の場合**
>
> 　C子は16歳時発症の統合失調症（破瓜型）で，自我のもろさが目立ち，多少の刺激においても不安が露呈してしまう。22歳ごろからは病状もやや安定し，デイケアに参加することが検討された。初回見学時，患者は母親とともに来所した。そのときたまたま料理教室が開かれており，スタッフが「参加してみないか」と誘うと，彼女は半ば自動的にスタッフのあとをついて来た。彼女がスタッフの指導のもと包丁で玉ネギを切り始めると，一緒に来た母親は「そうやるんじゃないでしょう」と横から口を出した。その途端に彼女は包丁を母親に渡したが，これも自動的な印象を受けた。

小山内[7]も同様の症例を提示しているが，ここには自己譲渡が行動として如実に現れている。

> **症例　22歳の男性デイケアメンバー，J男の場合**
>
> 　J男も破瓜型の統合失調症患者である。もともと自己主張をせず，他者の言動に対して過敏であるが，病状は落ち着いている。デイケアに参加して1年ほど経ち，その場にも慣れてきた印象がもたれるが，スタッフからは「遠慮深すぎて，自己主張が足りない」と評価されていた。たとえばクリスマス会のプレゼント交換の場での出来事である。彼はたまたま欲しかった物を手にできたが，他のメンバーから「僕もそれが欲しかったんだ，よかったね」と声をかけられると，「あげるよ」となかば自動的に手渡した。また，月間プログラムにより遊園地に出かけた際のことである。彼は仲間とともにキャラクターグッズの売店に立ち寄り，1つしかなかった「好みのキャラクターグッズ」を運良く手に入れそうになった。しかし他のメンバーが「羨ましそうに見ていると」，彼はそれを手にとって，そのメンバーに「これ買いなよ」と手渡した。

このような症例は，デイケアなどの精神科リハビリテーション場面ではよく見かけられる。きわめて素直で，「遠慮深い」「お人よし」とみられがちだが，社会適応はあまりよくない。常に「頼りなさ」がにじみ出ているのみならず，些細な契機が再発の危機をまねいてしまうような予感の伴う症例である。

■ **自己譲渡と遠慮，気兼ね，譲りとは異なる**

　自己譲渡という精神行動特性は，提示した2症例に非常によく表現されている。小山内[6]によれば，この特性は病前，病気進行中，病後に共通してみられ，たとえば病前に関しては，すでに彼らの病前性格として周知の，物静か，控え目，臆病，おとなしいなどの特性を生み出しているという。ところでここで問題になることは，自己譲渡がたとえばJ男のように，われわれ一般人における「他人に譲る」という対人行為と表面的に似た形を取り，「遠慮」や「気兼ね」といった対人態度に見えてしまう点である。しかし統合失調症患者の病理を考えると，あくまでもC子に典型的に現れている，「あけっぱなし」，「無防備」といった世界とのかかわりの基底的変化に注目しなければならないであろう。

　われわれ一般人における「譲り」とは，あくまでも自己や，「オモテ」－「ウラ」の確立を基盤にしてみられる現象である。それは対人場面における自己と他者の位置を把握したうえでの行為であるからである。そして本来われわれは，そのような「譲り」に対して，「遠慮深い」という評価を与えるのである。一方，自己の確立が不十分な統合失調症患者（破瓜型）にみられるのは，上述のように「自己の成立不全」の結果としての「明け渡し」である。彼らは他者が侵入する以前にすでに（あるいはそれと同時に），自己を他者に明け渡してしまっているのである。したがって彼らにとってみれば，それは「遠慮深さ」とは異なるものなのである。

■ **自己譲渡と「他者規定的」な生き方──統合失調症患者の「頼りなさ」**

　いずれにしても「明け渡し」の現象は，「自己の成立不全」の直接の表現形である。このことは，彼らの行動，判断の基準が「他者規定的」（他者によって決められる，ないし決めてもらう）[5]であることと共通する。とりわけその基準の見えない対人場面では，「明け渡し」はとりあえずの安全策となろうが，それは周囲から見れば，彼らが「頼りなく」映る原因にもなる。しばしばそれは自己評価の低さともみなされる。彼らは「現実の自分の価値に頼ることを諦め，相手との関係にすがってかろうじて自己の存在を主張しつつ生きていこうとする」存在である[8]ことが少なくない。

　もちろんこのような自己譲渡という精神行動特性は，「自己のなさ」が顕著な一群で典型的にみられるが，大なり小なり多くの統合失調症患者に認められうるものである。

2) この特性は周囲からどのように見えるか？

　他者に対して「明け渡す」言動が目立つ患者は，接する場面ごとに異なった印象をもたれる。まず，居場所提供的な精神科リハビリテーション場面など，彼らが安心できる場においては，どこか「あけっぱなし」で「無防備」な姿に見えるであろう。緊張を要する対人場面では，接する者から「遠慮深い」，「気兼ねする」といった印象をもたれることもある。積極的な社会復帰を目指す精神科リハビリテーションの場面では，とりわけ周囲の者が本人の本格的な社会復帰を望めば望むほど，それらの者に頼りなさの感覚をいだかせる。また加えて，「この人には自分というものがない」，「何で

も人任せである」,「責任感がない」といった否定的な印象やもどかしさ, やり場のない怒りを生じさせることもある。

3）どのような対応をしたらよいか？

■「明け渡し」を「遠慮深さ」とみないこと

　まずは,「明け渡し」と「遠慮深さ」との相違を, われわれが認識することが重要であろう。統合失調症患者の素直さを, 一般人の「遠慮深さ」とみてしまうことには慎重でなければならない。たとえば患者の中には, 家族や職員に対してきわめて「遠慮深く」, 悩みの相談をほとんど行わない者もある。この場合の遠慮深さは, 相談によって自己の成立不全が露呈してしまうこと, アドバイスの相違によって「迷いやすさ」〔109頁参照〕が出てしまうこと, 相手からの干渉によって「行き詰まり」状態に陥ってしまうこと, などへの対処である可能性が存在する。すなわち「遠慮深く」見える現象は, 自分を「さらけ出すこと」から何とか身を守ろうとする手段である可能性がある。したがって「あまり遠慮しないで」,「もう少し自己主張してもいいのですよ」といった「親切」は, かえって危険なことがある。また「遠慮深さ」の本質が「明け渡し」であるのなら, 安易に「遠慮深さ」を称賛してしまえば, 彼らを戸惑わせてしまう結果になりかねない。ただし, かなり自己の確立されてきた患者においては, ほぼわれわれ一般人の「遠慮」や「気兼ね」に近い感覚が生じうる。そのような場合には, 周囲の者は, 多少控えめに上に述べたような親切心を出してもよいであろう。

■「保護的モラトリアム」状況の設定

　なお, 精神科リハビリテーションが最終的に目指す目標は,「明け渡す」ことなく自己の主張ができる程度の自己を獲得させることであろう。小山内[7]は「自己譲渡」を生み出している病理に対して, **保護的モラトリアム状況の設定**の有用性を説いている。それは施設の空間, 施設の職員（および他の通所者）の与える印象が, できるだけ脅威や侵入性を感じさせない状況である。具体的には「不参加の自由」と本人の「自閉」〔補足参照〕を利用した対応が随時とられる場の設定といえよう。この中で, 自己を取り戻す余裕を生じさせることが目指される。その際, 彼らの中に育つ感覚として重要と思われるのは,「拠り所」ないし「寄る辺」[9]（が自分の中, ないし環境の中になんとなく存在している）といった感覚であろう。さらには, その「拠り所」が他者との共同体験であり[8], それをもとにした「社会への出立」の自覚が促されているような感覚であろう[7]。

補足

自閉について

　自閉の概念に関しては, 35頁を参照されたい。この自閉を治療の展開に応用したのが神田橋ら[10]である。彼らは統合失調症患者の治療において, ①治療者を含めた人間との接触を拒否する能力（例：独居, 1人遊びなどができること）, ②有害場面とさほど有害でない場面とを識別し, 有害状態が起こったらそこを逃げ出し, 上記自閉の中

に隠れること，③有害な他人の接近に対し，拒否で応答する能力（例：黙秘，したくないことを断る，他のやり方を要求する），④拒否していることを見抜かれないように工夫したり，話題をそらせたり，自分のペースに相手を載せたりする技術，をあげた。そのうえで①から④へ向けて自閉能力を発達させることが治療に有効であるとした。ここでは，全体として自閉の概念を広くとっているが，この点をめぐって神田橋らは以下のように述べている。治療が進み，「患者が自己の『自閉』が安定したものとなったと評価する時期になると，周囲の人々の目に映る患者の姿は『自閉的でない』，『柔らかで親しみやすい』ものになってくる」。すなわちここではブロイラーのいう自閉と，（周囲から症状としてとらえられる）行動面における自閉の両者を視野に入れており，前者をつつがなく巧みに生きることが，後者による弊害を軽減するという論を展開した。

補足　インフォーマルな患者グループについて
　精神病院の外来や，地域支援センターにおいては，精神障害者の非公式なグループができ上がっていることが少なくない。かつて筆者[11]も，このような集団の1つ，思春期外来グループに注目し，その中には安寧感が満ち，個々の患者における心的エネルギーが向上する可能性をもつことを述べた。しかし，このような場においては，ともすると簡単に自己の「明け渡し」が横行し，相互に「明け渡し合う」奇妙な関係が形成されかねない。そこでみられるのは安寧感ゆえに成立してしまった，自分と他人の融合現象のようなものである。この集団は，各人の心的エネルギーこそ満ちた集団ではあるが，自己の確立に直結しない危険をもつ。

4）自己を「明け渡す」ことによってもたらされる行動特徴

■家族に言われるままに通院してくる人──「家庭症」をめぐって

　統合失調症患者の中には，病識（自分が病気であるという認識）があいまいであるにもかかわらず，家族に言われるまま，あたかも自動的に外来に通院してくる患者がいる。かつて藤井[12]は，「自分の気持ちよりも家族の『行って来い』という言葉のほうが強いのだ」と語った症例を提示した。この患者は父親と姉との3人暮らしであるが，患者は「2人とも一方的にしゃべるだけで自分は聞き役だ」という。このような症例では，病前性格の極度の素直さ，生真面目さ，自分の意図を露にせず周囲とのかかわり合いから引きこもる傾向などが共通してみられる。このような患者の特徴を，単に「受動的」，「自発性が減じている」，「素直」といっただけでは彼らの真意はつかめないと思われる。藤井は患者が身をおいている家庭に注目し，そこではそれまで続いていた家族関係を変化させることへの強い憂慮が働き，家族構成員間のホメオスターシス（恒常性）を維持し続けようとする傾向がみられると述べた。しかしそのほかに，さらなる家族からの侵入を防ぐための防衛策，すなわち侵入される前に自己を「明け渡し」てしまうといった患者の精神行動特性をみることもできると思われる。

ホスピタリズムという現象の基底にも，自己の「明け渡し」を容易に受け入れてしまうスタッフの姿勢をみることができよう。ホスピタリズムと同様な現象は，永田が指摘したように家庭の中にも起こりうる。永田[13]はこれを「**家庭症**」と名づけた。

● 解説 ●

■ホスピタリズム（hospitalism）
　施設症（institutionalism）ともいわれる。本来は施設・病院制度の衛生上の欠陥を意味したが，それが集団的収容生活の心身に及ぼす影響という意味に変わった。当初は，早期に乳児院に預けられ母親からの愛情や接触をもたなかった子どもに生じる心身の問題が取り上げられたが，現在は精神障害者や老人疾患を含む長期入院者にみられる，退行現象や受身的依存性などが主に取り上げられるようになった[14]。

■ 病棟運営に「協力的」な人たち
　集団療法などを行っていると，患者の思わぬ発言に司会者である医師が救われることがある。たとえばその場の話題が，病棟管理に対する不平不満であるような場合，司会者がメンバーから猛攻撃を受けることがある。このような状況では司会者は窮地に追い込まれる。このようなとき，司会者が担当している統合失調症患者が，司会者の意見を代弁してくれ，状況が好転することが稀ならずある。患者は主治医に「尽くす」ような，実に優しい側面をみせてくれる。筆者の印象では，このような患者の多くは主治医への明け渡しの状態を脱し，すでにかなりの程度，自己の核のようなものができ上がってきている印象がもたれる。主治医にとっては，彼らは病棟運営上，強力な応援者となってくれるように感じられる。
　一方，ホスピタリズムの蔓延している病棟内では，主治医の意見にすべて従い，すべてのことにおいて主治医の代弁者として生活している者もいる。たとえば，「〇〇先生がああ言ったのでそのとおりにしなければなりません」などに象徴される，主治医の見解が絶対的な行動規範となっている患者がそれである。彼らの場合，自己の核はあまりみられず，主治医への「明け渡し」がその精神構造を特徴づけているようにも思われる。このような患者もまた，主治医にとっては病棟運営の「協力者」であるといえなくもない。
　われわれは，いずれの「協力者」に接する場合にも，常に彼らの言動にどの程度「明け渡し」の精神行動特性が現れているかを判断したうえで，彼らの「好意」に対処する必要がある。もし主治医への「明け渡し」が強いのなら，安易な「好意」の受け入れは不自然な二者関係を増長してしまう。患者は主治医に呑み込まれ，さらに自分自身を失うことにもなる。自己の核がかなりできている患者の「好意」に対しては，主治医は「感謝」の意を表明することが，さらなる自己の核を育てることになる。しかしその場合でも，多少控え目にしておく慎重さが必要であろう。

■「恩着せがましい」言い回しをする人
　吉松[8]も指摘しているように，統合失調症患者は，時に主客転倒したような表現をして，相手に不快感を与えたり戸惑わせたりすることがある。たとえば職場を休むと

き，「休ませてくれませんか」と言う代わりに「休んであげますか」と言ったりする。これは自分が強者であって，あたかも弱者である相手に対し恩をほどこすという表現である[8]。

「～してあげる」という表現は彼らには予想外に多いものであり，とくにともに暮らす人に否定的な感情を喚起してしまう。度がすぎれば，「いったい何様のつもりだ」といった怒りさえ呼び起こす。ひいては，家族を high EE にしてしまうこともあるであろう。

他者に「明け渡した」患者の存在様式は，本来の「休みたい」という意思を表出する前に，「休んでほしい」という相手の意思に転じてしまい，その結果「休んであげる」という表現になることが推察される。どうしても「休ませてもらった」という（自分で引き受ける）表現にはなりにくいことがある。

3 どちらにすればよいのか決められない ──迷いやすさ

1) 概念・特徴

■ 統合失調症患者は迷いやすい

統合失調症患者は，いざ何かをしようとするときに自分では決められないことが多い。とりわけ2つの異なったことを選択しなければならない場面では，その傾向が如実に現れる。この精神行動特性は以前より生活臨床において，「**迷いやすさ**」という**生活特徴**〔97頁参照〕として注目されており[5]，とくに破瓜型の患者に目立つようである。ただし先にも述べたように，「生活臨床はもともと常識的な基盤の上に逐次作り上げられた治療的実践活動」であり，健常者と統合失調症患者との病理的な差異が希釈され，両者の質的な差異より量的なそれとして示されている印象がいだかれる[15]。たしかに「迷いやすさ」はわれわれにもみられる。ここでは改めてその質が問われる。

■ 統合失調症患者特有の迷いやすさとは

日常生活，とりわけ対人関係において他者と臨機応変に付き合っていくには，他者のどの部分に，どの程度合わせていくか（ないし妥協していくか）をそのつど考えていかなければならない。しかし統合失調症（破瓜型）患者の場合，他者に合わせるよりも，前節で述べたように，すべてを他者に「**明け渡してしまう**」特徴をもちやすい。その結果彼らは，他人との間に距離をとれないままに，他人の意見によって揺り動かされる[5]。さらにこのような生き方は，必然的に「1人の人にしか合わせられない」結果をも生む。もしも異なった見解をもつ2人以上の他者が存在すると，「誰に明け渡したらよいのか」迷ってしまうことになる。

われわれ一般人は，このような場合に「どちらに従うか」，「どちらをたてるか」などと，無意識のうちに処理していることが多いが，統合失調症患者は，ここで逐一「迷

う」。彼らが疲れやすい〔88頁参照〕のもうなずける。彼らは他者規定的であるがゆえに，相異なる2人の他人に翻弄され，必然的に八方美人にならざるをえない。この八方美人も，単に「嫌われたくない」というわれわれの考えるそれではなく，誰に明け渡したらよいのかわからないがゆえの八方美人であり，自分の全存在がかかっているものであるといえよう[5]。

■ 症例提示

症例　M氏の場合

M氏には，発症前からすでにこの傾向が認められていた。すなわち，「仕事面で，上司の指示がまちまちで誰の意見を聞けばよいのかわからなくて，だんだん自分が誰の部下なのか……」と彼自身述べている。激しい精神病症状に続いてみられた長い抑うつ状態のあと，彼は晩期寛解〔82頁参照〕を思わせる状態に至ったが，その際もいざ外勤に出ると，発症前と同様の体験をし，「命令系統がいくつもあって，誰の言うことを聞けばよいのかわからない」と再三語っていた。

症例　A子の場合

献立を立てるにあたって，長男と嫁の見解が異なると，どちらに従ってよいのかわからず，「パニックに」なってしまっていた。そして1人ずつ別々の食事を作り，料理に幾多の時間を要した。

症例　奉仕活動を続ける52歳の主婦，M恵の場合

M恵は慢性期の統合失調症患者（破瓜型）であるが，主婦業はこなせている。某宗教団体の仕事を手伝っており，目立った精神病症状もみられず，年齢相応とまではいかないものの活動性もかなりある。宗教団体には精神病であることを隠しており，幹部からの頼まれごとも「断れずにすべて引き受けている」という。普段は多少の「疲れやすさ」を感じているのみであるが，大きな宗教上の行事があると，団体内が騒然とし，何人かの関係者から異なった手順ややり方を指図されたりし，「誰の言うとおりにすればよいのかわからず」混乱してしまう。M恵自身，このような弱点に漠然とは気づいているが，自らは対処のしようがないという。

症例　家族と同居している24歳の独身女性，J子の場合

J子は17歳時に統合失調症に罹患した。約2年間の入院治療ののち自宅に戻り，両親と3人で暮らしていた。入院時にみられた幻覚・妄想や不安感はすでに消失し，若干の人格水準の低下は否めないが（本人は**基底症状**〔88頁参照〕の存在を自覚している），病状自体は安定しているといってよい。23歳時，父方祖父が病死し，祖母がJ子宅の隣に引っ越してきた。母親と祖母とは以前より折り合いが悪かった。J子によれば「もの心つくころより母から祖母の悪口を聞かされていた。しかし祖母は私には優しかった」

という。その後J子は，母親と祖母の両者から相手の悪口を聞かされ，「どちらの味方をすればよいかわからず」混乱した。さらにJ子の将来についても母親と祖母が頻繁にアドバイスを与え（「一方的なアドバイス」でJ子自身は苦痛に感じていた），しかも双方の見解が異なり，「どちらの言うことを聞いていたらよいのかわからず，ひどく疲れて」しまった。祖母転居後半年でJ子の体重は10 kgほど減少し，この時点で「避難入院」に踏み切った。

症例　社会復帰を果たした48歳の男性，E氏の場合

E氏は慢性の統合失調症患者で45歳時まで長期入院治療を受けていた。病院内では社会復帰活動（外勤）を2年間こなし，両親のもとに帰った。その後は精神保健福祉センターのデイケアに通所しながら，職親制度（社会適応訓練事業）を利用し始めた。しかし就職3週間目に骨折し，1カ月ほど整形外科に入院しなければならない状況に陥った。E氏は，「就職してすぐに長期休職してしまうことになりそうで，どうしたらよいのかわからない」と述べ，雇用者に事情を説明することもできぬままやがて昏迷に陥った。のちにE氏は，「やめるべきか，休むべきか，頑張って出勤すべきか選択できずに迷い，身が固まってしまった」と述べた。

E氏の場合は現実の対人関係ではなく，やがて対人関係の中で問題となりうる自分の動き方で困惑していた。統合失調症患者においては，いくつかの選択肢があっても優劣がつけられず，すべてが並列している状態にあることが多く，これが生活臨床の「迷いやすさ」につながりやすいものとも思われる。

2) このような特性は他者にどのような印象を与えるか？

どちらを選べばよいのかわからないという困惑が言動として表出されると，「なぜ迷うのか？」，「なぜこのような些細なことで悩むのか？」という不可解な感覚を他人に生じさせる。迷いの表出が持続したり繰り返されたりすると，対応する相手のほうも辟易しかねない。また，頼まれたことを断り切れずに過ごし，土壇場で（困惑ゆえに）それをキャンセルするようなことがあれば，「当てにならない人」，「頼りにならない人」，「口先だけの人」という否定的な印象を与えてしまうことにもなる。さらに迷いやすさの基底に存在する，**自己譲渡**（明け渡し）の色合いが強く感じ取られれば，「この人には自分というものがない」，「なんでも人任せである」，「責任感がない」と思われかねないであろう。

3) どのような対応をしたらよいか？

このような現象の基底にも，自己の成立不全，「明け渡す傾向」といった統合失調症

患者ゆえの特性が存在する以上，簡単にそれ自体を改善することは困難である。したがって環境調整が必要となることが少なくない。比較的簡単に行える方法としては，M氏の例が参考になる。すなわち職場などにおいては，指示や命令系統を統一する方法が効を奏す。さらには指示や命令系統の少ない環境（組織構成が単純な職場など）を選択することも有効である。たしかにM氏の場合，発症前，小規模の支店にいたときには「淡々と仕事をこなせ」，迷いやすさに直面しなかったという。

しかし実際には，このような環境設定が困難なことも多いと思われる。いかなる組織においても指示系統は交錯する。例示したJ子の家族のように家庭の中ですら交錯はみられる。したがって，さまざまな場面を想定して断り方の練習を行うことが必要となる。それには社会技能訓練，デイケアなどの場を利用するとよいであろう。また，どちらの指示に従ってどちらの指示を断るかといった，判断を下すための基準を探すことも試みるとよい。筆者の経験からは，原則として地位がより上の人の指示に従うことが無難であると思われる。地位とは，いかなる場合においても変化することが少ないものであるからである。また統合失調症患者の場合，あとに述べるように格づけ志向性をもっているため〔138頁参照〕，地位の上下を利用することに馴染みやすいと予想されるからである。

4 頑なである──瀬戸際の拒絶

1) 概念・特徴

■ なぜ統合失調症患者は「頑な」になるのか

「迷いやすさ」とは一見矛盾するが，統合失調症患者の中には，対人関係場面などで「頑な」な態度をとるものが少なくない。たとえば仕事の場面で「自己を主張」し通すようにみえる場合である。たとえ周囲が多忙のため本人にやむをえず予定外の仕事を依頼するような場合でも，彼らは頑なに決められたことしか行わないことさえある。

統合失調症患者にみられる頑なさは，自らのポリシーに基づいたものではないようである。彼らの場合，自分を「明け渡す」ことによって生じうる危険をあらかじめ察知し，他者からの依頼を拒絶することによって，彼らなりの対処を行っている可能性がある。「依存的になり，自分を見失うことのほうを恐れる」[16]のかもしれない。一般に統合失調症患者は，他者（家族や職場の人）からの侵襲が激しいとき，閉鎖的思考の中で他者の力を借りることなくすべてを自分の力で何とか処理しようとする傾向をもつようでもある[12]。同様のことを仲谷[17]は，統合失調症の自己同一性を論じる中で，「自己を同一に保つために，行動の仕方を不変に保つ」と表現している。いずれにせよ決められたことの範囲を死守し，それ以外の（突然要請された）行動を頑なに拒絶する傾向をもつのである。

■ 瀬戸際の拒絶としての「頑なさ」

さて統合失調症患者が，対人場面で安易に「明け渡し」，その結果「自己の成立不全」に直面したり，その場における自己の位置づけができなくなったりして，さらなる行動不全に陥ってしまうと，彼らはどのようになるのであろうか。小見山[5]によれば，その1つが「自己崩壊」であり，これは混乱した統一のない行動，人格の解体によって特徴づけられる。その際彼らの住む世界は周囲との関連を失い，日常性の枠を越えて自己が絶対的な意味をもってくる（たとえば被害者としての絶対的確信をもつ）。さらに自分だけの世界に没入し，自己拡大化の傾向を示せば，やがて誇大的な色彩を帯びた妄想の形成に至る危険をもつ。もう1つは「自己凝縮」[7]であり，自己に引きこもっていく自閉的で無為な態度によって特徴づけられる。このようにみると，彼らの「頑な」な態度は，発病や再発を防衛する意味をももつといえるであろう。その意味で瀬戸際の拒絶といえよう。

■ 症例提示

●症例　外勤に通った39歳の男性患者，C氏の場合

　C氏は19歳のときに統合失調症を発病し，現在3回目の入院治療を受けている。この入院は29歳時より約10年の長期に及んでいる。幻覚や妄想を訴えることはないが，時に彼が示す硬い表情や独語からはそれらが多少なりとも残存していることが示唆される。病棟では，他の患者とともに外出したり，ソフトボールなどのレクリエーションに比較的意欲的に参加したりしている。このような状態のため，37歳時より外勤作業が開始された。職場におけるC氏は，決められた仕事に関しては「熱心」で，当初より「真面目である」と高い評価を受けていた。そのため周囲の者の期待も徐々に高まった。外勤開始後半年ころより，職場が多忙な折には同僚や上司が彼に予定外の仕事を依頼するようになった。しかしC氏は，「それは僕の仕事ではありません」，「僕の仕事ではないからできません」ときっぱりと断り続けた。患者が周囲の者から（精神障害者としてではなく）「仲間」として認知され始めるにつれ，C氏のこのような態度は否定的な評価を受けるようになった。すなわち「自分の好きなことしかしない」，「自己中心的だ」，「気配りがない」などが，その主な内容である。

●症例　仲居を始めた42歳の女性患者，N子の場合

　N子は21歳のとき統合失調症を発病した。その後2回の入院歴がある。25歳時からは，両親とN子の3人暮らしを行いつつ今日に至っている。多少の表情の硬さは感じ取られるものの，かなり愛想もよくなり，知人の紹介で33歳から近所の旅館の仲居として勤務し始めた。なお旅館の女将だけは彼女の病歴を知っている。

　彼女の仕事ぶりは傍目には有能に映ったが，仕事を開始してから1カ月ほど経つと，仲居仲間からさまざまな不満が出現してきた。それは以下のような彼女の態度にまつわるものであった。すなわち，「N子さん，これをしておいてください」と（彼女にとって）予想外の仕事を依頼されると，「それは私の仕事ではありません」，「それは教わって

> いないからできません」と平然と断るといったものであった。徐々に彼女は仲居仲間より，「口の利き方が失礼だ」，「楽なことしかしない」など否定的な評価を受けるようになった。女将は彼女を呼んで「少しはほかの人に合わせるように」説得したが，彼女は頑なに「できません」と言うのみであった。彼女は女将を慕っているように見えたため，このような言動は女将を困惑させた。女将のたび重なる説得の末，やがてN子は「じゃあ，何と何をすればよいのか決めてください」，「何をしてあげればよいのか教えてください」と語るようになった。女将は「私が言いたいことは，そういうことではない」と知人に漏らしたとのことである。また「してあげる」という言葉に，常識のなさを感じたという。

この患者の場合，「何と何をすればよいのか決めてください」という表現の基底には，上述の「明け渡し」という精神行動特性が現れているように思われる。また，「してあげる」という表現にも，前述の「恩着せがましい」言い回しをする人で述べた，精神行動特性が関与している印象がもたれる。

2) この特性は周囲の者にどのような印象を与えるか？

統合失調症患者のこのような精神行動特性は，われわれ一般人の常識に照らし合わせれば，「強情な人」，「自分のことしかやらない人」，「好きなことしかしない人」，「楽なことしかしない人」，「ずるい人」，「冷たい人」，さらには「協調性のない人」といった印象を与えることが推察される。

3) どのような対応をしたらよいか？

周囲の者が患者の精神障害を認知している場合には，これまで記載してきたような精神行動特性の特徴をその人たちに説明することが，誤解を最小限に抑える手段となるであろう。しかし多忙で，周囲にも余裕がない場合や，このような現象が何度も繰り返される場合には，周囲の者の忍耐も限界に達することがある。したがって，患者自身にもいくつかの指導を行っていく必要がある。相手の心証を害さないような断り方，行動の引き受け方のコツ（限定付きの引き受け方など），などである。しかしそれができたとしても，めまぐるしく変化する社会生活の場面，そのつど変化する患者への要請によって，患者自身が再び「頑な」になったり，極度の困惑状態に陥ったりすることが予想される。やはり最終的には，適宜な対人距離のとり方，「オモテ」と「ウラ」の確立，自己の確立などの基本的な問題の解決に向けて，地道な努力を積み重ねることが重要なのであろう。またそれと同時に，きめの細かい環境調整をそのつど行うことが重要となろう。とりわけ精神保健福祉士による一貫した介入は効を奏する。たとえば精神保健福祉士が他の職員の不満を聞くだけでも，本人に対する否定的な感覚を和らげることができる。

5 気が利かない——融通性のなさ

1) 概念・特徴

■ **統合失調症患者は融通性に乏しい**

われわれは，統合失調症患者とともに生活や仕事をする人たちから，彼らの気の利かなさ，融通性のなさ，臨機応変さのなさをよく指摘される。これは「頑なさ」と密接な結び付きをもった精神行動特性であるが，より広く社会生活場面でみられるものである。それは，その場の全体の状況を把握し，自分が「今，ここで，どのように」動けばよいのか判断できないという，認知と判断の障害が直接表現されたものかもしれない。

■ **自己の重層化と多様な行動可能性**

ところで社会生活場面では，状況，とくに人間関係はそのつど変化する。人の気持ちも刻々に変化する。したがって，ある状況において行動する際，それを適切なものとするための不変の基準が存在するわけではない。基準はその時々の状況や，自分の状態，立場などの相対的関係の中で見いだされなければならないものである[5]。われわれが，そのつど臨機応変に対応できるとすれば，それはおそらく経験を積み重ねるにしたがって自己の内部に基準を見いだす核のようなものを獲得してきているためではないだろうか。核とは，自己が確立され，しかもその自己が**重層化**しており〔27頁参照〕，他者や環境との間に適切な距離ができていることによって初めてできるものなのであろう。自己がより重層化している人ほど，多様な行動可能性をもち，その場の状況を即座に読んで，臨機応変な対応ができる自由度をもつことになる[8]。これらが不十分な統合失調症患者では，そのつどの状況に合わせた行動がとりにくいこともうなずける[5]。

1例として，仕事場面で上司から「もっと頑張れ」と言われた場合をあげる。この一言は，その場によって上司の「叱責」であることも「期待」であることも，「単なる気まぐれな発言」であることもある。通常，われわれはそれを場の状況に合わせて解釈し，同時に自分のおかれている位置，自分の性格や能力を判断し，上司の言葉に適切に応えたり，うまく「手を抜いてごまかし」たりする。統合失調症の患者の場合それができず，たとえばいかなる場面でも「叱責」と受け取ってしまって頑張り続け，その結果として周囲から浮いてしまったり，**疲労**が蓄積してしまったりすることがあると思われる。

■ **症例提示**

> **症例** M氏の場合
>
> 彼は「まとめ役」という彼自身の「生き方」をあらゆる場面で発揮しようとし，各場

面で対人トラブルが絶えなかった。たとえば病棟内では「まとめ役として」正論や理想論をやみくもに主張し他の患者の反感を買った。他者とのトラブル以外にも，たとえば発病前の会社では，「上司の期待もあって僕は同僚のまとめ役だった。しかし人間は十人十色で，まとめ方がわからなく」なり，これが彼自身を困惑させ，やがては発病に至っていた。院内喫茶店場面では，自分に課せられた仕事の仕方をいったん覚えると，状況が変わってもそれを「律儀に」守り，かえって喫茶店全体の和が乱れることもあった。

M氏自身，このような体験を重ねるにつれ，柔軟な対応ができないことに苦悩し始めた。たとえば，「対人場面で臨機応変な対応ができない」と自ら語った。

症例　A子の場合

惣菜売り場で「いつも言われたとおりにしか仕事をせず」，上司から「やる気がない」と評価された。息子夫婦との同居後，買い物の際に頼まれた品物がないと買わずに帰ってきてしまった。また，たとえ汚れていても決められた掃除の日以外は掃除を行わなかった。さらに，決められた時間になると「嫁に風呂に入れ」（嫁の体調が悪くとも）と言っていた。やがて彼女のこのような臨機応変さに欠けた精神行動特性が，嫁（暗黙のうちにA子に臨機応変な対応を期待していた）を心理的に追い込んでしまう結果になった。

症例　S男の場合

彼は自分の生活ペースは崩さず，たとえ家族がいかに多忙であっても，喫茶店に出かけて行った。これに対し兄嫁は「真剣に生きてほしいと願う気持ちをはずされたような気分になる」と述べた。

症例　21歳の男性デイケアメンバー，U男の場合

U男は16歳発症の統合失調症（破瓜型）の患者である。デイケア場面で彼は無断で買い物に出かけたり，病棟患者に会いに行ったりするなどの「逸脱行動」が目立った。そのため，スタッフより「どこかへ行くときには，せめて一言断るように」と指摘された。その後U男は，トイレ，更衣，その他日常のすべての行動の前に，スタッフに「行ってもよいか」，「やってもよいか」と確認していた。

2）この特性は周囲の者にどのような印象を与えるか？

「融通が利かない」，「杓子定規」，「皆に合わせる気がない」といった評価はきわめてよくみられる。ともに生活する時間が長くなるにつれ，周囲の者に「わざと皆の和を乱す」といった否定的な感情を喚起することもある。さらに周囲の期待に臨機応変に応えられなければ，「やる気がない」，「積極性がない」，「頑張りが足りない」，「甘えている」などの印象を与えることもあろう。この精神行動特性は，A子の嫁にみられた

ように，臨機応変な対応のできることが当然と思って接する者にとっては，戸惑いとなるものである。またM氏にみられたように，対人関係上のトラブルを引き起こすことも少なくない。

3）どのような対応をしたらよいか？

周囲の者が患者の精神障害を認知している場合には，これまで記載してきたような精神行動特性の特徴を彼らに説明することが，誤解を最小限に抑える効果を発揮すると思われる。しかし先に述べたように，生活や仕事を長期間ともにする人物にしてみると，融通性のなさによって（周囲の者の）生活のペースが乱されることもある。単に精神行動特性を理解しているだけでは対処しきれなくなることも少なくない。そのような場合には，専門家が介入し，具体的にどのような行動をとれば周囲の者からの誤解を少なくでき，周囲の者のストレスを軽減できるかを本人とともに考えていく必要が生じてくる。M氏の場合には，表現方法，口調などを穏和なものにするよう主治医や精神保健福祉士が対応した。S男には，喫茶店に行く場合に，「忙しいところすみませんが，喫茶店に行ってきます」と必ず挨拶するようにアドバイスした。U男には，断らなければならない場合をリストアップして，本人にその紙を手渡した。しかしこれらの方法は他の場面においても常に有効とは限らない。やはり最終的には，自己の確立，自己の重層化などの根本的な問題の解決に向けて地道な努力を積み重ね，多少なりとも自由度を増大させることが重要といえよう。

6 徹底的に行うか，まったく行わないかの両極端である──悉無傾向

1）概念・特徴

■悉無傾向とは

「患者さんを（病院から）仕事に出すとき，最初は全力で仕事をしても，あるときから一切仕事に出なくなる」[8]。精神科リハビリテーションの場面では，このような事態に稀ならず遭遇するが，吉松[8]はこれをさらに追究し，統合失調症患者は「病者がある現実場面に出会ったとき，その場面の状況を十分に吟味して適切なかかわり方をすることができないで，まったく引っ込んでしまうか，あるいは全力でこれにぶつかっていくかの両極端に走りやすい傾向」をもつことを指摘した。そしてこのような外から見える特徴的な精神行動様式に対し，「悉無傾向」〔生理学でいう悉無律（all or nothing law）からとった〕と名づけた。

■ 一般人の働き方とは

　仕事の場面に注目すれば，われわれ一般人においては，精神的緊張あるいは精神集中の度合いが時々刻々と変わる。すなわち必要なときは全力を傾注する代わりに，可能なときは息抜きして精力を蓄えたりする。このように自ら調節しながら，時間内に巧みに仕事をこなそうとする。このような技は熟練度が増すにつれてますます磨かれ，疲労度が少なくてよい成果をあげることができるようにもなる。たとえて言えば120％から70％くらいまでの間で，精神集中の度合いを適宜に加減しながら，仕事を巧みにこなしている（以上，吉松[8]の論述を改変して記載）。もちろんわれわれの中にも，常に100％で物事にあたろうとする者もいるであろう。しかしその場合でも，無理がたたれば疲れること，どこかで休みを入れなければならないことを自覚していると思われる。

■ 統合失調症患者の働き方，休み方とは

　一方統合失調症患者では，仕事を始めるとまったく加減することなく100％の精神集中の度合いで頑張る者が少なくない[8]。やがて訪れる疲労などの予測は立っていないようにもみえる。彼らに「少し加減するように」ないし「少し手を抜くように」アドバイスしても，彼らはなかなか聴く耳をもたない。さらに，加減しながら仕事を続けることが不得手であると同時に，そのような観念すら内界にもっていないように思われることがある。

　同様の特徴は仕事に疲れた場面でもみられる。彼らは「しばらく休養する」，「早退する」，「半日出勤にしてもらう」などの対処を行えず，たとえば一気に「もうこの仕事はできない。退職する」といった言動に発展しやすい。吉松[8]も述べているように，このような場合には，周囲の者が「しばしの休養や半日勤務」などの折衷案を持ち出しても，聴く耳をもたないことが多い。われわれ一般人であれば，場合によっては「待って」もらい，「保留にしつつ」，「順序を追って徐々に結論を出す」ことが有効なことを知っている。しかし統合失調症患者の場合は，即座に諾否あるいは二者択一的回答をしようとする傾向をもつのである。

　さらにこの特徴は仕事などに挫折してしまった場合にも現れる。彼らからよく聞かれる言葉に，「ゼロからの出発」というものがある。すなわちそれまでの経験を生かして将来の計画を立てようとせず，すべてを捨てて初めから出直そうとする傾向がある。

■ なぜ悉無傾向がみられやすいか

　それでは，この精神行動特性の背景にはどのような精神病理が存在するのであろうか。繰り返しになるが，統合失調症患者は対象に対して適切な距離を保つことが不得手である。吉松[8]は，彼らの場合，適切な距離をとるための緊張に耐えかねて（適切な距離を保つには多大な精神的緊張を要するという），その状況から逃げ出すか，あるいは対象の中に自己を没入させようとするために，悉無傾向が現れるのではないかと述べた。彼らに**時間の連続性**が乏しく，将来を客観的に見渡せないこともまた，これに拍車をかけると思われる。さらに根源に遡れば，加減ができない原因には**自己の成立不全**，**自己の重層性の乏しさ**，そして統合能力の不全が関与しているのであろう。彼

らは完全に目の前の事象（仕事）に呑み込まれてしまうのである。さらにそれがやみくもに 100% を目指す方向に直結するのには，あとに述べる彼らのもつ**健康者像の歪み**〔135 頁参照〕が関与している可能性もある。もし仕事につまずけば，彼らの健康者像によって彼らはもはやその場にいる根拠を失い，ペースダウンをせぬままに（彼らにとっては，ペースダウンした姿は「健康者」のそれではなくなる），いきなり「ゼロからの出発」に走るしかなくなるのであろう。

■ 症例 M 氏の場合

典型的な具体的例はすでに述べたので，ここでは M 氏においてこの傾向がみられた場面を提示しておく。

> ●症例● **M 氏の場合**
>
> リハビリテーションで外勤を開始した際，M 氏は一気に「完璧に仕事をこなすこと」を望んだ。主治医と精神保健福祉士が M 氏を説得し，「最初から完璧を目指すことには無理があるので，最初は 50% 程度の力で働くよう」再三説得したが，M 氏はなかなかそれを受け入れられなかった。M 氏は外勤作業にまつわる「自分の考え方」に対し，「僕はオール・オア・ナッシングの人間です」と自ら語っていた。

2) この特性は周囲の者にどのような印象を与えるか？

統合失調症患者に数多く接している者ならば，100% の力で仕事に臨む者に対して，早晩訪れる疲労を予知し，「無理しすぎている」，「気負いすぎている」といった評価を行うことが容易である。しかしほとんど接した体験のない者は，「頑張り屋」，「真面目」，「熱心」，さらには「期待の星」といった肯定的な印象をもつことが多い。

一方で，彼らが突然に仕事をやめると言い出し，かつ一時的な休養などの周囲からの提案を受け付けずに「身を引くこと」を主張すれば，「理解不能」，「真意を理解できない」といった戸惑いを覚えることになる。もしも患者に「期待を寄せていた」者であれば，「裏切られた感覚」を，さらに熱心で良心的な雇用者であれば，「自分たちに何か非があったのではないか」，「何か傷つくことを言ってしまったのではないか」と思い悩む（自責の念をいだく）こともある。

3) どのような対応をしたらよいか？

まず吉松[8]による記載を紹介しておく。「治療者はこれまで何回となく繰り返して，仕事への身の入れ方は八分目ほどでよいから，何よりも休まずに長く働き続けることが大切であるし，それが結局退院や成功につながるのだとすすめてきた。それにもかかわらず患者のこのような傾向はほとんど改まらなかった」。この印象こそ多くの臨床家が体験するものであろう。しかし，それでもまずは本人の状況に応じて 30〜70%

程度の具体的な数値を提示し,「頑張り度」を調整することが必要なのであろう。場合によっては具体的な手の抜き方を患者とともに考え合うことも一法となる。たとえば,「1時間おきにトイレへ行き,一服してから戻って来る」などの方法である。このほか,患者が誤った**健康者像**をもっていれば,あわせてその訂正を試みる〔137頁参照〕ことも重要となろう。

4）悉無傾向によってもたらされる行動特徴

■「ゼロ」からの再出発を繰り返す

統合失調症患者には,危機的状況に追い込まれたとき「ゼロ」からやり直そうと無理をする者が少なくない。

> **●症例●　長期入院後に地域で住み始めたF氏の場合**
>
> F氏は緻密な妄想体系を形成した妄想型統合失調症患者である[18]。彼は妄想が影を潜めたあと,49歳時に退院し,病院の近隣にアパートを借りて1人住まいを始めた。当初は兄から金銭的な援助を得てそれを生活費にあてていた。また入院中に知り合った女性患者と親密な交際をしながら,日常生活をそれなりに謳歌している印象がもたれた。F氏は職探しにも熱心であり,日常生活は多忙であった。しかし現実にはF氏が希望するような職はなく,徐々に焦りが強まっていった。F氏は突如,兄からもらった金銭をすべて寄付してしまい,入院中に親密な交際をしていた女性患者とも「（きっぱりと）縁を切った」。これをめぐりF氏は主治医に「ゼロからの再出発」であると語った。

このような「ゼロ」からの再出発の現象は,急性期の症例T君の発病前夜〔46,51頁参照〕の一念発起の中にもみられた。彼らの精神行動特性はとにかくオール・オア・ナッシングである。全力で何かを始めても,それに挫折すると一気にそれから身を引き,まったく新たな領域に全力投入する。ないしはまったく新たな生き方に全力投入する。このようなことが常時繰り返されれば,周囲の者から,「最後までやり通さない」,「また非現実的なことを始めた」などと評されることになる。

■うまく断れない

統合失調症患者は他人から何かを頼まれた場合,それを「うまく断ることが下手」である。頑なに拒絶するか,断れずにすべて引き受けてしまうか,どちらかのことが少なくない。前者には**頑なさ**,後者には**自己譲渡**といった精神行動特性が反映されているといえよう。ところで吉松によれば,ある患者は,「自分は頼まれたことを断るのが大変苦手で,そのために職場における人間関係を悪くし,結局やめざるをえなくなる」と述べたという。彼の場合,条件を少し変更してもらうとか,婉曲に断るということが実に苦手であり,そのためにちょっと無理とわかっていても断れずにそれを引き受けてしまい,心身ともに疲れ果ててしまうのである[8]。したがって「断り下手」には,すべて断るかすべて引き受けるかという悉無傾向も関与している。もし彼らに

「断り方」を教えるのなら，これらの精神病理を理解したうえで策を講じていく必要があろう。

> **補足** 病的幾何学主義・病的合理主義をめぐって
> 統合失調症患者の思考や態度の特徴を表した概念として，ミンコフスキー[19, 20]のいう病的幾何学主義・病的合理主義という概念がある。これもここまで述べてきた精神行動特性，すなわち「頑なさ」，「融通性のなさ」，悉無傾向と緊密な関係をもつとみると理解しやすいかもしれない。
> ミンコフスキーのいう統合失調症の根本的障害は，時間の流れのもとに展開される生命の力動性，すなわち「現実との生命的接触」の喪失にある。病的幾何学主義・病的合理主義とは，それを空間的な基準や要素を偏愛することによって代償するために，幾何学的，合理的思考が病的に亢進することを指したものである。視点を変えれば，**自己の成立不全**をきたし，**他者規定的**になっている統合失調症患者が，流動的な要素の多い対人関係の中で，幾何学的，合理的なもの（不動なもの）に執着することは容易に推察される。そしてそれが現実生活において，「頑なさ」，「融通性のなさ」，悉無傾向といった精神行動特性として表れうることもうなずけることと思われる。

7 2つのことを同時にできない──同時遂行不全

1）概念・特徴

■2つのことを同時に行わなければならないとき

患者の中には2つのことを同時に行えない者が多い（**同時遂行不全**）。たとえば，1つの仕事を頼まれるとそれに100％気をとられてしまい，他のことに対してはまったく注意を払えなくなる。このような彼らの場合，2つのことを同時に依頼されると「迷いやすさ」が露呈する。

ところでわれわれ一般人においても，ある状況において行動する場合，普通いくつかの可能性の中から1つだけを選び出しそれを実行している[5]。しかしそれがその状況の全体の流れを極端に乱すことがないよう配慮しようとする。すなわち，ある課題にぶつかった場合，まずその課題の内容を分析し，その規模の大きさを測り，その成り行きを予測する。そしてそれに対して自分の側の条件をも吟味して，どのように進めていけばよいのかという方策を練る[8]。そして最も適切な箇所から手をつけていく。以上の過程は，はっきり意識されているとは限らない[8]。むしろほとんど無意識のうちになされている場合が多いと思われる。

■2つのことを同時に行うために必要なこと

ここで重要なことは，第1に対象を多くの方向から眺め，さまざまな姿を知っておくことである。多くの側面を知れば知るほど，対象の実態は真実に近づく。ただこれ

を可能とするためには，いろいろな方向から見て得たさまざまな像を個々にばらばらなものとしてではなく，1つの実態にまとめ上げるための統合能力が不可欠となる。第2に，対象と自分との間に適当な距離が介在していることが重要である。距離がないと対象を測定できないばかりか，全体の状況の中でそれがどのような位置づけをされるべきかも判断することができない[8]。第3に，優先順位をつける作業が重要となる。どこから手をつけるにしろ，まずは優先順位のもとに時間配分を考慮しなければならない。そのためにも，確固とした時間の連続性をもっていなければならない。

■ なぜ統合失調症患者は2つのことを同時にできにくいのか

われわれ一般人の場合，たとえば他人からAという仕事とBという仕事を同時に頼まれると，「Aをまず行ってからBを行う」ないし「（その時間的余裕がなければ）AとBを帳尻が合うように（適当に手抜きしながら）同時に行う」といった対処をそのつど行うことができる。これに対し統合失調症患者は，われわれならば自然に育まれているはずの上述の事柄がうまく機能しない。さらに前項で述べたように，彼らは1つの事柄に対して完全に全精力を費やすか，まったく引き下がってしまうかという悉無傾向をもつ。したがって統合失調症患者では，Aを100％行うとBがまったくできない，Bを100％行うとAがまったくできなくなりやすいのである。

■ 統合失調症患者は2つのことを同時に頼まれるとどうなるか

さらにこのような現象は，統合失調症患者の他の基本症状や精神行動特性と結び付くようであり，たとえば2つのことを同時に依頼されると，とりわけ家族に対して両価的感情を激しく表出することになりやすい。また職場でこのような体験をすれば，彼らは，周囲の者が想像するよりもはるかに大きな疲労を蓄積してしまうであろう。

● 症例　36歳の独身女性，F子の場合

F子は19歳時に統合失調症（破瓜型）を発病した。1回の入院治療を受けたあとデイケアに参加し，現在は自宅で両親と同居している。わずかに自分の行動を批判する内容の幻聴が残っているが，日常生活にはそれほど影響を与えていない。現在彼女は母親の「家事手伝い」を日課としており，ふだんはとりたてて問題なくそれをこなしている。しかし母親が2つのことを同時に依頼（たとえば「掃除と洗濯をやっておいてちょうだい」）すると，それまでできていた1つ1つの家事が両方ともできなくなってしまう。さらに「両方はできない」と激しい感情を母親に向ける。結局どちらも行わないで自室に閉じこもってしまうこともある。

● 症例　奉仕活動を続ける52歳の主婦，M恵の場合

「迷いやすさ」の項でも提示した症例である〔110頁参照〕。M恵は発病以来20年以上にわたって主婦業とともに某宗教団体の仕事を手伝っている。宗教上の行事の際など，何人かの関係者から同時に用事を頼まれると「断れず」困惑してしまう。このような場合，行動にまとまりがなくなる。近年では長年ともに奉仕をしてきた同年代の仲間が，

> それとなく「先にこれをやっておいたらどう？ あっちは私がやっておくから気にしないで」と「助け舟を出してくれることが多く，とても助かる」という。しかしそれでも彼女はこのような場では緊張が強まり，不眠や疲労が増強する。彼女の場合 20 年以上同じような場面を繰り返し体験しているにもかかわらず，その緊張は一向にとれない。そして行事のあとの数日間は，自宅で心身の疲労の回復を待たねばならないという。

2）この特性は周囲の者にどのような印象を与えるか？

　初対面の人，ないし患者にあまり馴染みのない人の場合，「なぜ一々困惑するのか」といった理解ができぬまま，「変わった人」という漠然とした印象をいだくことが多いようである。長年ともに暮らす人やともに仕事をする人の場合は，患者の反応の仕方によってさまざまな印象をもつようになる。たとえば普段できている 1 つ 1 つの行動すらできなくなるのを見て，「やる気がない」と評価する場合がある。F 子の母親は，「結局甘えているのです。なさけない」と述べ，そのような「甘えを，先生からも注意してやってください」と依頼してきた。

3）どのような対応をしたらよいか？

　まず，患者に 2 つ以上のことをなるべく頼まないようにする。もし頼む場合には，時間をずらして頼むと混乱をまねかずにすむと思われる。しかし，多忙な日常生活を送っている者が常にそのような配慮を行い続けることは実際には困難である。そのような時間的余裕が依頼者にない場合には，順位を付けて依頼する（たとえば，「まず A をやって，それが終わったら B をやってください」と頼む）とよい。また，患者の側にも相手に順位を尋ねる習慣をもたせると疲労が多少とも軽減され，その場を乗り越えられると思われる。

8　同じようなことでも一から教え直さなければならない ──「経験」化不全

1）概念・特徴

■「体験」と「経験」の違い

　われわれは日常生活の中でさまざまな事柄を「体験」している。しかしこのような「体験」の多くは現実には 1 回限りのものであるにもかかわらず，それがこころの中に保たれ，やがて他の体験と融合していく。そしてさまざまな個々の「体験」は総体として，いわゆる「自分のもの」となっていくと思われる。森[21, 22]は，「体験」と「経験」

という用語をそれぞれ区別して使用し，「体験」とは個々の具体的体験のこと，「経験」とは個々の体験がこころの中で変貌し深まり，やがて「自己を規定する」レベル（「自分のもの」）にまで至ったものとした[23]。統合失調症の患者の場合，寛解状態に至れば個々の具体的体験はとくに問題なくできるようになる。しかしそれが「経験」として「自分のもの」ないし「自分を規定できる」レベルのものにまで至ることは困難と思われることが少なくない。

　具体例をあげてみる。たとえば母親が娘に料理の仕方，掃除の仕方，洗濯の仕方などを教える場面を想定してみる。子どもは母親より具体的にその方法を教わり，個々の過程を覚えていく。もしも子どもが間違えば，母親はそのつど修正を試みる。そのようにして娘は正しい家事の方法を身につける。ここで母親の教え，修正はそのつど子どもにとって「体験」となる。そして覚えた家事の方法は総体として（娘にとっての）「経験」へ変貌していく。すなわち「自分のもの」となる。この（すでに自分のものとなった）「経験」は家事のほかの場面でも生かされ，娘はそれを応用して（母親が逐一教えなくても）一連の家事をこなすことができるようになる。

■「体験」の「経験」化——人間としての飛躍の条件

　一般論に戻せば，ビンスワンガー[24]は，人間という存在自体，常に高みへと登る存在であると述べた。小見山[25]は，「その歩みはいくつもの階梯を登るようなものであり，しかも階梯の1つ1つを登るには飛躍が必要なのであろうと想定した。そしてその飛躍を準備するのが知識と経験であり，しかもそれらが我有化されて，あるところまで熟したときに（自分のものとしてこなれたときに）自然に次のより高い段階へと踏み登れるものと思われる」とした。これを今回の「体験」と「経験」の視点からみると，個々の「体験」が我有化され熟し「経験」となったときに初めて，人間は飛躍ができ，一段高い階梯に登れることができるといえよう。

■統合失調症患者では「体験」が「経験」になりにくい

　この「経験」が育ちにくい統合失調症患者は，周囲の期待どおりにこの階梯を滑らかに登れないのであろう。ないしは階梯という構造自体がみられず，常に地平からスタートし直さなければならないのかもしれない。先に述べたゼロからの再出発も，このようにみるとさらに理解できる。なおこの現象の精神病理を探ってみるとき，やはり統合失調症患者の時間の連続性のなさは重要な位置を占めるであろう。時間の連続性がなければ「体験」が「経験」に発展しにくいことは容易に想像できよう。また統合能力のなさも，「体験」が自分のものとしてこなれて総体的な「経験」とならないことの大きな要因となるであろう。

■「経験」化不全がもたらす病理

　再び先の家事の例に戻ると，健常者である母親は，自分のそのつどの教育が娘の「経験」となり，娘自身が一段成長した存在になることを暗黙のうちに期待するであろう。もしもその発展がなければ，母親は同じようなことを何度も繰り返し子どもに教えなければならず，かなり心的ストレスが蓄積する。多少極端な例で述べれば，カレーを作る際の野菜の切り方を娘に教えたときには，次にハヤシライスを作るときの野菜の

切り方は，ほとんど教えなくてもすむ。しかし娘の側に「体験」から「経験」への発展がなければ，母親はカレー作りで教えた事柄をまた一から教え直さなければならなくなる。娘にしても，ストレスの蓄積した母親に野菜の切り方を一々聞かなければならなくなる。

　もしこれが仕事場面であるならば，統合失調症患者は上司や仲間に「聞きづらく」なることが容易に推察されよう。結局彼らは，いかなる場面においても「以前に指示されたとおりに」行うことにもなり，先に述べた**臨機応変さに欠ける**精神行動特性となって顕在化しかねない。場合によっては「**自閉**」傾向に拍車がかけられる。もしも自力で事態を解決することを周囲から強く要請されれば，彼らは行き詰まり，その結果彼らはただ身をちぢめ，自分の殻に閉じこもっていくことにもなりかねない[25]。これは再発の危機となる。

■ 症例提示

症例　S男の場合

掃除の仕方などを兄嫁が何回も教えても，そのつど「一々どのようにやればよいのか」尋ねた。

症例　36歳の独身女性，F子の場合

上述のカレー作りの症例である。また前節で提示した症例でもある。彼女は19歳時に激しい不安とともに幻覚・妄想状態となり，約1年間の入院治療を受けた。その間に極度の退行がみられたが，退院時にはいわゆる陽性症状はほぼ消失，退行も軽度となっていた。病棟内から料理教室にも通い，料理に対する興味はみられてきたが，全般的に意欲の減退が目立っていた。退院後は地域の保健所デイケア，小規模作業所に通いつつ母親の家事の手伝いを行っている。たとえばカレー作りなどは，母親に教えられれば比較的手際よく行うことができるが，一度教えられてもそれが「経験」とならず，少しでも具の内容が異なったりすると，一々母親に「これはどう切るの？　これはいつ入れるの」と尋ねる。徐々に母親は「この前と同じでしょう」，「少しは自分で考えなさい」，「全然覚える気がないのね」などという否定的な感情を激しく表出するようになった。さらに母親は「いつまでも私に甘えている」と述べ，主治医に「甘えを直すように本人に言ってやってください」とまで要望するようになった。本人は，「お母さんに厳しく言われるので料理をしたくなくなりました。料理は好きなのだけど，どうしても覚えられないんです。いくら聞いても，そのときはわかるのに，あとになるとどこかにいってしまうのです。でも忘れているわけではなくて，お母さんに『こうだったでしょう』と言われれば，『ああ，そうだった』と思い出します。言われたことがちゃんと自分のものにならないんですね」と語っている。

2）この特性は周囲の者にどのような印象を与えるか？

　上述の症例のように，「やる気がない」，「覚える気がない」，「真剣みがない」などという印象がもたれることは容易に想像される。とりわけ患者とともに生活をしたり仕事をしたりする人にとっては，自分の教えたことが「実を結ばず」，また一度教えたことが類似の状況において応用されることが少なく，期待しても当然といえる進歩がみられず，常に最初から教え直すことの繰り返しとなり，かなり心的疲労も高まる。このことが周囲の者の余裕をなくさせ，かなり直接的な患者への批判となって表出され，二次的な high EE の原因ともなると思われる。一方で周囲の者の中には，患者に「ついつい辛くあたってしまう」自分に対して，たとえば「無慈悲である」など，自責的になる者もいる。

3）どのような対応をしたらよいか？

　この現象は，自己の統合能力，時間の流れの欠如とも関連した統合失調症の基本的な特徴でもあると思われるので，対処の仕方が困難である。むしろともに生活する家族や職場の上司などに，統合失調症患者のもつこのような特徴をわかりやすく説明することが重要といえよう。

　「無慈悲である」と自責的になっている周囲の者がいたならば，まずは彼らがそれを誰にも相談できずにいることが多いという事実を認識する必要があろう。精神科リハビリテーションを実践する者も，直接そのような彼らの悩みを見いだしにくいのである。したがって，そのような人たちと信頼関係を築いたうえで，面接の場や家族の集いの場など，彼らが率直に悩みを表出しやすい環境を作ることが重要であろう。

　一方で，体験が経験にならないと，周囲の者はついつい先回りして手を出してしまうことも少なくない。多忙な日常生活場面では，「一々説明するよりも，自分でやってしまったほうが早い」と思う場合もあろうし，上述の「無慈悲」に対する反省から，「かわいそうなことをしてしまったので，やってあげる」場合もあろう。しかしこれらのことは患者の意欲を喪失させ，また依存性を増大させる。さらには小山内[7]が指摘しているように，統合失調症患者に比較的よくみられる，「一度も○○したことがない」という未体験性を作り出してしまう。たとえば，切符を自分で買ったことがない，自分でお金を払ったことがない，お金を自由に使ったことがない，などである。これは彼らの生活障害を加速させることになりかねない。家庭症[13]〔108頁参照〕の原因にもなりかねない。われわれはこのようなとき，家族関係の異常性にばかり目を向けがちになるが（たとえば過保護な母親，甘やかしすぎの母親，口やかましい母親など），その背後にある患者の病理と，それに対応する周囲の者の心理との相互関係にも目を配る必要がある。

4）「経験」と「残された能力」

　精神科リハビリテーションの場面では，疾病の治療よりもその人に「残された能力」の改善に焦点を当てることの重要性が繰り返し強調されてきた[26]。それでは残された能力とはどのようなものなのであろうか。先にも述べたように〔64頁参照〕，病前に高度に形成された一部の領域の行動や思考パターンは発病によっても大きく損なわれない。この領域はある程度のエネルギーの回復とともに無為の殻を突き破って，働きかけがあまりなくても活動を開始する。一方発病後には，このようなパターンは新しく形成，付加されがたい[15]。ここにこそ，「体験」が「経験」として自己のものになりにくいことが関与しているのであろう。

　残された能力とは，その核はあくまでも発病以前に身についていた「経験」にあるように思われる。したがってわれわれは，新たな「体験」を彼らに無理やり付加していくのではなく，残された「経験」から何を彼らが（自ら自然に）獲得していくのかを見守り，時にはそれを確固たるものになるよう強化することが重要になるのであろう。

5）「体験」が「経験」にならないことによって生じる現象

■「情緒の育成」とは——過去を懐かしめない人たちをめぐって

　慢性期の統合失調症患者に接していると，情緒の乏しさを感じることが多い。「面白い」，「楽しい」という言葉はよく聞かれるが，そこに言葉のもつ重みは感じられない〔102頁参照〕。とりわけ児戯的と形容される患者の場合，その言葉から彼らのもつ純粋さこそ伝わってくるものの，背後に存在するはずの患者自身の「自己のもつ重層性」を感じ取ることはできない。ともするとわれわれ自身彼らの児戯性に慣らされてしまい，彼らの純粋な感覚のみを受け取って，それを肯定的にとらえがちになったりもする（たとえば，「素直」，「汚れを知らない」など）。しかし改めて彼らの人生に思いを巡らすとき，逆にそこに「むなしさ」や「さみしさ」を感じることも少なくない。急性期を脱して児戯性が目立ってきた患者に対面したときの家族のいだく不安と絶望感は，この種の「むなしさ」や「さみしさ」によるところがきわめて大きいように思われる。

　彼らの情緒性を考えるとき問題となるのは，彼らに「懐かしい」という形容詞が存在しないように思われる点である。たしかに彼らからこの言葉はめったに聞くことができない（逆にこの言葉が聞かれたときには，かなりの回復がみられたときと思われる）。懐かしさとは，その人の過去の人生の「経験」全体から生まれ，現在の「体験」と結び付いて喚起される深い感情といえよう。慢性の統合失調症患者が過去の話を語ることはよくある。しかしそれは事実の羅列であることが少なくない。それは現在に生きた記憶ではない。

　患者の中には，長い闘病生活の中でふと誘われて同窓会（多くは発病前夜ないし発病直後にともにした仲間たちの会である）などへ出席する者もある。その場は昔の懐かしい話題で盛り上がる。しかし彼らの多くはその波から取り残される。というより

も，取り残された感覚もあまりいだかないといったほうがよいかもしれない。この場面における「盛り上がり」とは「懐かしさ」に支えられた今の現象である。すでに自分（たち）のものとなった「経験」は長い年月を経ても強い感情を伴って蘇る。一方，「経験」に裏打ちされていない「体験」は，単なる事実にしかすぎないのかもしれない。同窓会などから帰ってきたときに発する患者の「楽しかった」という言葉には，それを聞く周囲の者にどこかむなしさを感じさせる。

　ただし次に述べるように，「経験」のなさは彼らにとって救いの面もあるかもしれない。「経験」とともに強烈な感情が蘇れば，彼らは過ぎた過去に直面し，絶望感に苛まれる危険がある。彼らが「楽しい」のは単にその場の雰囲気なのかもしれないが，その程度の「楽しさ」が彼らにとっては安全なのかもしれない。われわれがまず大切にしなければならないことは，そのような彼らの「楽しさ」の質に共感する姿勢であり，それ以上の情緒を彼らの中に求めすぎないことである。情緒は彼らの中の「経験」を基盤にして自然に育つものであり，それが自然であるほど安全なものともいえるようである。

■ 感情の「棚上げ」とその突然の回帰

　これまで述べてきたように，統合失調症患者の感情は「経験」を基盤に発せられるものではないことが多い。感情の背後に重層した自己を読み取ることも難しい。かつて武野[27]は，統合失調症患者においては本来辛いはずの感情が「棚上げ」されてしまい，それを実感せぬまま長い年月を経る傾向があることを指摘した。すなわち強い感情体験に圧倒され，それを受け止め，内在化させ，やがて過去の出来事として処理されていくような過程（「時は友達」といわれていること）がみられにくいという。これは，感情を伴った「体験」が「経験」となりにくく，また，辛い「体験」を経て自己が重層化されることも起こりにくいということなのであろう。感情を伴った「体験」はただ加工されぬままどこかに残される。それだからこそ，その感情は時を経たあとそのままの形で突然回帰しうる。それは患者にとって重大な危機となり，再燃や自殺などの契機ともなりうる。

> ●症例● **48歳の長期入院男性患者，I氏の場合**
>
> 　I氏は21歳時に発症した統合失調症（破瓜型）の患者である。現在の入院はすでに15年に及び，その間に両親は病死し，弟が経済的な援助を行っている。陽性症状はほとんどなく，いわゆる無為・自閉といった慣用句が当てはまる患者である。8月上旬の深夜，I氏が病棟内のトイレで自殺を企図しているところを他の患者によって発見された。主治医も看護師も消灯までのI氏にその徴候を見いだすことはできなかった。幸いI氏は後遺症もなく回復したが，のちに主治医が自殺企図のことを尋ねると，次のように述べていた。「あの晩は遠くから町の盆踊りの太鼓の音が聞こえていました。急に小さいころの思い出が蘇ってきました。病気になるずっと以前の思い出です。そうしたら，何もしないでこの歳になってしまったことに気づいたのです。もう父も母もいない。急に絶望的になりました」。

> われわれが精神科リハビリテーションの場で気をつけなければならないことは，何が契機で過去の「体験」が回帰するのか読みづらい点である．

補足　自然な自明性の喪失をめぐって

自然な自明性の喪失とは，ブランケンブルグ[28]によって提唱された概念で，統合失調症の最も基本をなす障害とされるものである．

われわれは他人や事物を目の前にしたとき，そのつどの状況にふさわしい（自然で正しい）判断や振る舞いを可能にする何かをもっている．その何かとは「なぜ」という問いを差し挟むまでもなく，当たり前で「おのずからわかっている」根源的なものであり，ドイツ語の自明性（Selbstverständlichkeit）という用語が当てはまる．この自明性が喪失されると，日常の言動の1つ1つに対して当たり前という感覚がなくなり，逐一「なぜそうなのか？」という疑問が生じたり，すべての行動にその根拠が見いだせず，やがて「どんなに簡単なことさえも教わらなければならない」事態に陥ったりする．

自明性は時間の連続性がなければ存立しえないとされ，したがって自明性の喪失は自己の成立不全とも深く結び付いていると思われる．しかしこの現象は，患者自身も日常用語で表明しづらいものであり，われわれもまた観察しづらいものである．

一方，この節で述べた「経験」化不全においては，個々の「体験」が自分のものとならず，「体験」から親しみの感覚が奪われる．その際往々にして「当たり前な感覚」も奪われている．日常生活レベルでみられるこの現象は，自明性の喪失のかなり近縁に位置する現象と思われ，その意味で統合失調症の基本的な障害の一側面を表している可能性がある．

9　淡い幻想をもち続ける──幻想的自我同一性

1）概念・特徴

統合失調症患者は，現実に足場をおくよりも，淡い幻想をもち続けることによって自分を支えていることが多い．すでに同様のことは第Ⅱ部〔33頁参照〕でも述べた．彼らの中には，たとえば「弁護士になる」とか，「有名人と結婚する」といった現実離れした幻想をもち続け，しかもその幻想とともに現実生活を送っている者も少なくない．

■ 一般人と幻想

ところでわれわれ一般人も，とくに幼少時には「大きな夢」をもっているものである．しかし多くの者は成長とともに現実の荒波にもまれ，夢は現実的なものへと近づいていく．いつのまにか現実の中に確固とした足場ができており（家庭や職場など），これを守ることが当人の生き甲斐となることも少なくない．その一方で，架空の世界の中であたかも夢がかなえられたかのような幻想をもち，密かにそれを楽しみながら

生きる者もある．そもそも幻想というものは，何か満たされないことがあるとき，ないし何か大切なものを失ってしまったときに，それを埋め合わせるために生じることが多いものである．しかしこのような場合においても，現実適応的な生活の足場が確保されてさえいれば，幻想は，自己のある一部としてのみこころのなかに位置づけられるものである（すなわち，現実にはそのようなことはないと十分認識している）．

■ **統合失調症患者と幻想**

それでは統合失調症患者の幻想とはいかなるものなのであろうか．統合失調症患者では**自己が成立不全**をきたしている．それによって自分自身の像ばかりでなく，**対象関係**自体も不明確であいまいとなりがちである．自己像も対象関係も早期発達段階の「1人遊び，空想的な遊び」といった性質[29]を帯びたものにとどまりやすい．つまり彼らの場合，なんらかの対象関係をもったとき，すでにそれ自体が幻想的色彩を帯びてしまっている（したがって幻想優位ないし内界優位となる）ことになる．吉松[30]によれば，それは「相互満足的な現実の人間関係ではなく，患者が1人で想定した対象関係，一人合点の幻想的対象関係」となる．彼らが自己を同一化するのは，程度の差こそあれ（現実の人間関係の存在しない）幻想的対象関係の中であり，彼らはそのような幻想的同一化に，おそらく発症前も発症後も自己の拠り所を見いだしながら生きる傾向をもつと思われる．吉松は，このように幻想に色づけられた現実に自己を見いだす精神行動特性を，「**幻想的自我同一性**」と述べた[8]．

● 解説 ●

■ **対象関係**

「自我」（ego）と対象（object）との間に成立する関係を意味する精神分析学の概念である．対象とは人間が主であるが，必ずしも人間に限らず自我が関係をもつすべてのものを意味する．対象関係をもつこと自体自我機能の1つであり，対象との関係のあり方の様相は自我の発達とともに変化する．現実的な対象関係を通して，やがて現実的な「自己」（self）の概念も育成される．本書における「自我」・「自己」・自己の表記については，25頁を参照されたい[31]．

■ **症例提示**

● 症例 ● M氏の場合

M氏は喫茶場面や外勤場面で「まとめ役」を演じようとしていた．彼は幼少時より同胞の「まとめ役」としての期待を担ってきた．彼にとっては「まとめ役」としての生き方を貫きながら，人生の成功者となることが幻想であったように思われる．すなわち彼は，幻想に彩られた世界において，常に自己を「まとめ役」として位置づけていたようである．彼の場合，喫茶場面や外勤場面のみならず，その幻想を行動化し，それによって周囲との齟齬が絶えなかった．

●症例　46 歳の慢性期患者，G 氏の場合

G 氏は教師として活躍している両親のもと，1 人息子として生育した。彼も幼いころから「人を教える」生き方を夢見てきたという。実際に小学校時代から「あたかも自分が教師であるかのように振る舞い」，友人から嫌われることもあったようである。G 氏は「願いどおり」中学校の数学の教師になったが，28 歳時に統合失調症を発病し，今日まで 3 回の入院歴がある。そしてその間に教職も離れざるをえなくなった。

現在父親は他界し，G 氏は母親と 2 人で暮らしている。母親は「理屈っぽい」G 氏への対応に苦労しているという。42 歳時より筆者が G 氏の主治医となったが，その時点では彼は保健所のデイケアに参加していた。普段は他のメンバーと行動をともにし，メンバーからも「このごろ性格が丸くなってきた」と言われているようであった。しかし主治医が将来の希望を尋ねると，「よくなったらまた教師に戻ります」と言い続け，教員採用試験の時期が近づくと，教職関係の書類を取り寄せたりしている。また現在彼は保健所の紹介で単純作業に就いているが，彼は「これをこなせれば教職に復帰できる」と期待している。しかし実際には仕事の能率の悪さから「ストレスがたまり」，現時点で教師への復職はきわめて困難である。

M 氏，G 氏ともに，発病前のかなり早い時期から「まとめ役として」，および「教師として」人生を成功させるという幻想的自我同一性をもっていた。発病後もそれは変わらず，それに基づいた生き方が M 氏の場合は対人的なトラブルへ，G 氏の場合現実離れした理想の追求へと駆り立てていた。

■ 幻想の維持が不可能となったとき──統合失調症患者の危機

ところで，このような幻想的自我同一性のもとに淡い幻想を生きる彼らにとっては，どのような事態が危機的状況となるのであろうか。吉松[30]によれば，彼らの場合，現実の重大な喪失（肉親の死など）は周囲が心配するほど大きな意味をもたず，むしろ幻想そのものの維持が不可能となる事態のほうがはるかに重大事となるという。彼らにとっての幻想の喪失は「幻想的に同一化してきた自己そのものを喪失するといってもよい」事態であり，そしてこれが発病や再発の誘因になることも少なくない。

●症例　39 歳の長期入院中の男性，A 男の場合

A 男は高校卒業後ある会社（中小企業）に就職した。その後まもなくして統合失調症に罹患し，精神病院に入院となった。退院後もさらに 3 回の入院歴があり，いずれも激しい精神運動興奮状態を呈していた。現在は 4 回目の入院で，すでにそれも 7 年目に入っている。時に激しい精神運動興奮状態に陥ったり激しい不安に襲われることがあるが，そのほかはおおむね平穏な病棟生活を営んでいた。A 男は「将来，発病時に勤めていた会社の社長の娘と結婚し，会社を継ぎたい」という淡い幻想をもち続け，それが入院生活の支えになっているようであった。作業療法にも参加していたが，それもこの幻想の実現に向けての準備という意味づけをしていたらしい。なおこの幻想は，唯一信頼していた初老期の男性看護師にのみ密かに話していた。40 歳を前に，「再就職をするに

は 40 歳がラストチャンス」という新聞記事を見て，A 男は不安と焦燥が亢進し幻覚・妄想状態に陥った．その後 A 男は，院内からその会社に執拗に電話をかけ，「今すぐに働きたい」と社長に直訴したため，社長より病院に苦情がきた（なお社長は A 男のことは一切記憶にないという）．

慢性の統合失調症患者，とりわけ長期入院中の患者になると，幻想的自我同一性と妄想との区別がつきづらくなる．精神医学上は，妄想は症状，幻想的自我同一性は精神行動特性と分けられようが，後者を基盤に前者が形成されることも少なくない．たしかに長期化とともに妄想患者の多くには「妄想の中（in Wahnwelt）から妄想とともに（mit Wahnwelt）という生き方の転換」[32]がみられるともいう．

●症例● 62 歳の長期入院中の女性患者，S 代の場合

S 代は 22 歳時に発病した統合失調症の患者（妄想型）である．彼女は現在 30 年近くに及ぶ入院生活を行っている．両親はすでになく，姉夫婦が S 代の経済的な援助を行っている．かつては被害妄想のほか「恋愛妄想」（「ある有名男性が私に求婚しているが，さまざまな人の妨害にあって結婚できない」）をもっていたが，現在は妄想は目立たず，淡々と病棟内で治療を受けている．しかし患者は現在も，「いつか迎えに来てくれる男性が出現し，その人と結婚する」という幻想をいだいている．この幻想は一応訂正可能であるが，将来の希望を尋ねられれば，「退院して結婚をしたい」と述べ続けている．

●症例● 64 歳の元大学教授，H 氏の場合

H 氏は 30 歳時に統合失調症（妄想型）を発病したものの，当初は人格水準や研究能力の障害はあまり目立たず，某大学の教授職に就いた．しかし 40 歳ごろより人格水準の低下が目立ち，教授職もこなせなくなり，結局その大学を退職した．53 歳時からは某精神病院に長期入院している．全般的に意欲の低下が目立ち，終日自床にて過ごしている．現在では連合弛緩も目立ち，会話も成立しにくい状態に陥っている．しかし H 氏は，「将来東大教授になってノーベル賞をとりたい」という幻想を密かにいだいており，面接のたびに主治医にそれを語るようになった．このときのみは，口調も「生き生き」としている印象がいだかれた．65 歳時，急激に幻覚・妄想状態，精神運動興奮状態になったが，その誘因はとりたてて認められなかった．しかしのちに「定年の年齢を越え，東大教授の夢が破れた」と主治医に語った．

以上の 2 症例は妄想と幻想的自我同一性との鑑別が困難な面をもっている．しかし 2 症例とも，急性増悪の時期を除けば，ここに述べた観念は訂正可能である．その意味で幻想的自我同一性とみてよいと思われる．このような症例においては，治療者がこれらの観念を妄想としてではなく幻想的自我同一性として解釈することによって，彼らの精神科リハビリテーションへの糸口を見いだせる可能性がある．

2) この特性は周囲の者にどのような印象を与えるか？

　時に幻想的自我同一性に基づいた生き方や希望を頻回に口外する患者がいる。たとえば長年にわたり，「東大を受験する」，「弁護士の資格をとる」などと言い続けている患者がそれにあたる。このような患者に対しては，当然周囲の者は，「いい加減に現実に目を向けろ」，「いつまでも少年（少女）のようなことを言うな」という印象をいだくであろう。幻想的自我同一性に基づいた行動（往々にして独りよがりな行動）に走りやすい患者に対しては，「プライドが高い」，「気難しい」，「他人を低く見ている」といった評価を下すこともあるであろう（実際に M 氏の行動に対しては，他の患者よりこのような評価が下された時期があった）。

3) どのように対応したらよいか？

　幻想を口外するにしろ，しないにしろ，まずは主治医をはじめとするスタッフが，幻想をいだきながら生きている患者の姿勢に理解を示すことが重要である。先にも述べたように，幻想世界が彼らの存在の支えになっていることが少なくないからである。少なくとも彼らの生き方から幻想という現象だけを取り出して一笑に付すことは控えたい。幻想を幻想として自己のある一部としてのみ位置づけられるわれわれの生きる世界と，そもそも幻想的色彩を基盤にした彼らの生きる世界とは異なっているのである。先にも述べたように，「いい加減に現実に目を向けろ」，「いつまでも少年（少女）のようなことを言うな」といった対応は，しばしば彼らの存在の意味を否定することになり，彼らを絶望と孤独の淵に追いつめかねない。彼らの両価的感情の表出を増大させるだけで終わってしまうことも少なくないであろう。さらには治療の中断，病状の悪化や自殺の危険を高めることもある。

　また，M 氏のように幻想的自我に基づいた融通性を欠いた行為によって他者とのトラブルが生じた際には，やはり幻想的自我に基づいた生き方を理解したうえで，わかりやすく（具体的に）問題点を取り上げて話し合う必要がある。

　さらにわれわれは，患者が幻想的自我を喪失した場合の危機介入の方法を考えておく必要がある。ここでも主治医をはじめとするスタッフは，たとえ失ったものが幻想にすぎなくとも，患者の苦悩に共感する姿勢が重要であろう。そのうえで幻想的自我の維持が現実世界ではきわめて困難であったことをゆっくりと確認し合う。このような対応は，治療過程において患者が幻想を離れて，現実世界を生きるようになったときにも必要であると思われる[3]。その意味でも，家族のまとめ役になるという幻想をいだいていた M 氏が自宅を処分し，「失うものがなくなった」ときの各スタッフの対応は示唆に富む。

4）幻想的自我同一性によってもたらされる特性

■ 仕事を行うことよりも，仕事に就くことのほうが大事

　統合失調症患者の「仕事へのかかわり方」には1つの特徴があるといわれている。たとえばうつ病者の場合，あくまでも「仕事をする」ことに比重をおくのに対し，統合失調症患者は「仕事に就く」ことにより大きな比重をおくという[33]。これは彼らの幻想的自我の本質を表しているように思われる。

　ブランケンブルグ[34]は，このような「立場」や「役割意識」に対する過剰な固執傾向に関し，次のように指摘した。「彼らが重視するのみならず過大評価するのは，労働が何か目に見えるもの，できれば揺るがないものを生み出し，それが自分の内面に欠けている足場と安定性をもたらしてくれることである」。彼らが「資格」へこだわったり，「資格をとる」ことへ強い関心を示したりするのも，ブランケンブルグの指摘するような足場と安定性につながるものだからと思われる[33]。いずれにしても彼らが求めるのは「揺るがない安定した立場」である。そして彼らが生きる拠り所とするのは，往々にしてそれを獲得するという幻想である。その多くは必然的に「世間一般」から承認されるような世俗的な肩書きや資格，名誉に象徴される表面的，形式的なものにならざるをえない[33]。

　なお「仕事に就くこと」，「資格をとること」への執着は，われわれ一般人にも存在する。しかし統合失調症患者のそれは成立不全をきたしている自己を代償するものであり，それゆえに生きるにあたって必要不可欠である点で，われわれと異なると思われる。

■ 精神科リハビリテーションにおける動機づけの問題

　統合失調症患者に対して精神科リハビリテーションを実施するにあたり，最も基本的なことは，「正しい動機づけ」，「適切な動機づけ」，「現実的な動機づけ」が行われることである。精神科リハビリテーションの教科書の常套句ともなっているこの概念も，「幻想的自我同一性」を念頭におくとよりよく理解できそうである。統合失調症患者は現実よりも幻想を大切にする。というよりも幻想的自我同一性に彼らの存在基盤があり，現実を幻想的に解釈しながら生きる傾向をもつ。このような彼らに精神科リハビリテーションを実施する際には，当然その動機づけは幻想的自我同一性に基づいたものになりかねない。

　リハビリテーション過程とは，「患者がひとたび崩壊した自己価値を，障害者の立場を受容したうえで再編していく過程」である。それを彼らがどの程度自覚しうるかが重要となる[15]。いったん障害を受容したかのようにみえながら，なお幻想的な自己の同一化を試み続ける患者は少なくない。このことは現実的な自己価値の再編に支障をきたしかねない。そのような際には，患者のもつ自己像を強引にわれわれに合わせようとするのではなく，まずは幻想的自我同一性の観点から，動機がどのような意味をもつのかを見直してみることが重要なのではなかろうか。そのうえで彼らとともに歩み，彼らの幻想が縮小していく過程を支え，最終的に真の障害受容に至らせることが

10 スーパーマンでなければ人間失格──「超正常者像」

1）概念・特徴

■ **統合失調症患者はわれわれを「超正常者」とみる**

統合失調症患者の精神科リハビリテーションを実施していると，彼らがまるで「スーパーマンのような超人になろう」として懸命に努力し，しばしば挫折を体験している姿を見かける。ここでは，統合失調症患者が一般の社会人をどのようにみているのか，ということが問題となろう。中井[35,36]は，統合失調症患者が健康人に対し，「どんな仕事に就いても疲労，落胆，怠け心，失望，自棄などを知らず，いかなる対人関係も円滑にリードでき，相手の気持ちがすぐ察せられ，話題に困らない」，「24時間疲れを知らず働き，少しくらい睡眠をとらなくとも大丈夫で，本を開けばすらすらと頭に入り，いつも気分は一点の曇りもない快晴である」といったイメージをいだきがちであることを指摘した。すなわち彼らにとって，ないし彼らが目指す「健康人」の姿とは，現実に生きている健康人ではなく，「超健康人幻想」ないし「超正常者像」であるという。

■ **「超正常者像」がもたらす弊害**

しかし実際の健常者は，むしろうまく加減や手抜きをしながら，あまり無理をせず，ほどほどにこなすことができるものである。さらに，自分の姿をかなりの程度客観視し，自分の限界を知っているものである。ここでもまた「自己の統合」ができているかどうかということが問われてくる。「自己の統合」の不完全な統合失調症患者の場合，現実的な自己の「健康像」を描けず，それがどこまでもふくらみ，結局彼らは際限なき完璧性を追求してしまうのであろう。それだからこそ統合失調症患者が社会に出る際，彼らは周囲の者を超正常者としてみてしまい，それだけで周囲に圧倒されてしまうことが少なくない。またこのことが，社会参加を躊躇させる理由の1つにもなる。さらに，彼らが実際に社会参加する際にはガムシャラに働くことが多いが，その理由の1つにこのような錯覚の存在があげられる。すなわち，すでに述べた「悉無傾向」〔117頁参照〕の一因として，超正常者像の存在をあげることが可能と思われる。

■ **周囲の者も「超正常者像」をもっていないか**

ここでさらに問題と思われることは，中井[36]も指摘しているように，統合失調症患者の家族もまたしばしば超正常者像を分かちもっており，少なくとも患者本人にそれを望みがちとなることである。そればかりか，精神科医や精神科スタッフすらもこの幻想を分有してしまうことがある[35]。われわれは超正常状態へ到達しようとする彼らのそもそも不可能な努力に対し，「積極性がある」と安易に評価していないであろうか[36]。

■ 症例提示

> **症例　M氏の場合**
>
> 院内から外勤に出た際に，上司の言うことをすべて果たさなければ一人前になれないと思っていたようである。先に述べた「融通性のなさ」の根底に，このような超正常者像への呪縛が存在していた可能性がある。

> **症例　社会復帰を目指す27歳の男性患者，I男の場合**
>
> I男は20歳時に発症した統合失調症患者である。もともと真面目でおとなしい性格傾向をもっていた。24歳時よりデイケアに約1年間通所していたが，その間に意欲がかなり回復し，活動性も高まった。対人交流も盛んになり，就職にも意欲的な姿勢を示した。その後就職が決まった（精神障害者であることを伝えた）が，いざ就職となると緊張が高まり，「まだ体力がないので健康な人の中では働けない」と語っていた。しかし就職後は休むこともなく，一切仕事の手も抜かず「頑張っていた」。雇用者からは「他の社員よりもよっぽどよく働く」，「少々頑張りすぎ」という印象がもたれた。それでもI男は，「どうしても疲れやすい。1日働くと夜は何もできなくなる。失敗もするし，ほかの人のように完璧にはできない。やはりなかなか健康な人のようになれない」と述べていた。

> **症例　Y子の場合〔94頁参照〕**
>
> 時間の連続性のなさの項で紹介した女性である。17歳時，自分というものがわからなくなり，自分が自分であるという実感，時間の連続性の感覚が消失し，まもなく自分の中に他人の考えが入り込む，他人に影響されてしまうという自我障害が顕在化した。現在は結婚し，子どもも1人もうけているが，「時間がつながらず」，同時にそのつど自分が変わり，どれが本当の自分か見えないという症状に悩まされている。彼女の場合，同時に「どうしても私は大人になれない。いつまでたっても子どものまま」，「ほかの人は皆，自分というものをもって堂々としている。自分の意見をもって何にでも自信をもって立ち向かっている。子育ても完璧にやれている。近所付き合いも抜け目なくやれている。学校のPTAの仕事もちゃんとできている。家事だって手を抜かずにやっている。私は何をやっても中途半端。なかなか健康にはなれない」と述べている。
>
> Y子に対して「健康人の不完全さ」を説明すると，彼女は半信半疑で納得するものの，それもごく一過性である。あくまでも「超正常者像」を求め続けている。その背景には，自己のなさや時間の連続性のなさへの強いとらわれ（内省）が存在しているものと思われる。

2）この特性は周囲の者にどのような印象を与えるか？

「超正常者像」そのものが患者から語られることはほとんどない。したがって，この

特性に対する直接の評価を受けることもあまりない。しかし「超正常者像」がもとになって生じる無理な働き方に対してはいくつかの印象がもたれると思われる。まず，精神障害者に接し慣れている人々からは，「無理しすぎ」，「気負いすぎ」，「ゆとりがない」といった印象をいだかれることが多いであろう。一方，実際に彼らの働く姿や生活をする姿を見ていない者や，精神障害者にあまり接し慣れていない人々からは，「頑張っている」，「積極性がある」など過度に肯定的，好意的な印象をもたれてしまうことも少なくない。

また，「超正常者像」ゆえに社会参加を躊躇すれば，逆に周囲の者から，「慎重すぎる」，「気が小さい」，「勇気がない」など，否定的な印象をもたれることもあろう。

3) どのような対応をしたらよいか？

あくまでも患者に，前述の「健康人」のありのままの姿を繰り返し教えていくことが重要と思われる。ここでも中井[37]の記載を引用すると，「1日のうちでは，午前11時ごろと午後の2時から3時くらいは疲れて眠くなるのが自然である。患者は『超正常人像』に照らして，『自分だけが疲れる』，『昼食後眠くなるのは自分だけだ』と考えてしまうか，『薬のせいだ』として廃薬することが少なくないが，それはあくまでも錯覚に基づくものである。……もしも『超正常人像』に照らせばいかなる人の生も無残なものである。少なくとも，患者が『正常人であること』が，そのようなお伽噺のようなものではない，あまり見栄えのしないことを知ることは，現実吟味を高める方向への一歩である」。

ただし，彼らの錯覚を訂正することは容易でないことが多い。「超正常者像」をもつに至る由来が，「自己の成立不全・自己の統合不全」にある以上，われわれは繰り返し彼らがこの錯覚に陥って無理をしていないか見守る必要がある。「自己」が育まれて「適当に息が抜けることができるようになったとき」初めて，精神科リハビリテーションの真の効果が現れたとみても過言ではないであろう。

社会への参加を躊躇している者に対しては，やはり現実の健常者の姿を伝えると同時に，健康といわれている人がどのような加減や手抜きをしているのか，休み方をしているのか，どのように疲れを感じているのかなどを，あらかじめ具体的に説明しておくことが効を奏するように思われる。

11 「他人との諍い」を嫌がり「独りの闘い」の世界へ
──横並び回避と格づけ志向

1）概念・特徴

■統合失調症患者は「諍い」が苦手

　統合失調症患者の人間関係をみていると，たとえばデイケアや病棟内において，彼らはメンバー同士および患者同士の「諍い」をきわめて苦手としているように思われる。すなわち横並びであいまい模糊とした人間関係に大きな不安をもっているように見える。このことは鈴木[4]も指摘している。たとえば集団療法の場面において，「患者の中からリーダーが出ると，すぐに議長とか，委員とかというように名前をつけて格上げしてしまう傾向がある。このように権威の系統を確立させないとなかなか落ち着かない……。それが明確にできないときに，とくにグループ場面で，統合失調症患者が最も強く反応する」。

　たしかに横並びであいまい模糊とした関係は，その場における自分の位置づけを困難にする。とりわけ**自己の成立不全**を病理としてもっている彼らにおいては，それが大きな不安を喚起するものであることは容易に想像できる。またこのような関係は常に諍いを生む危険をもっている。交友関係とは実際にはドロドロしたものである。諍いには理性もなければ大義名分もない。たとえ大義名分があったとしても，それはそのつど変わりうるようなものであり，自己の位置づけがきわめて難しい状況となる。したがって統合失調症患者にとって，諍いがきわめて苦手な分野であることもまた容易に想像できる。

■「諍い」から「闘い」へ

　彼らにおいては，諍いが起きそうになるとまず自分がその場から身を引くことを考えることが多い。もし諍いの場で相手に「**自己を明け渡す**」〔103頁参照〕ようなことがあれば，それはあまりにも危険な対象に自己の存在を「明け渡す」ことになってしまう。彼らはその前に身を引くことで安全を守るのかもしれない。そしてもし身を引けない場合には彼らは危機的状況に陥り，やがて「あの人は私を嫌っている」，さらには「私を陥れようとしている」といった被害妄想をもつことにもなりかねない。さらに妄想が発展すれば，彼らは「皆が私を陥れようとしている」，「皆が私を馬鹿にしている」といった視点で世界を眺める。すなわちその世界の構造は，「上から下に落とされる」ないし「自分１人が格下におかれている」といったものとなり，そこでは孤独な「闘い」が展開される。すなわち，彼らはあいまい模糊とした横並び関係から生じる危機を「格の異なる」明確な差異の関係における危機に読み替えて，「諍い」を「闘い」へと置き換えるのである。発病前夜の危機的状態においてみられた，一気に資格

を取得しようとしたり，学歴を求めて受験を試みたりする営為〔第Ⅲ部参照〕もまた孤独な「闘い」であり，格上を目指した縦方向のものといえよう。

■ 格づけされた関係への親和性

このようにみると，一般に統合失調症患者が社会に参加する際，自己を位置づけしにくい浮動的な横並びの場よりも，資格や地位など明確に格づけされた関係に馴染みやすい傾向をもつこともうなずける。もちろん彼らも友人と意気投合するなど横並びの場を強く希望することはあるが，それはあくまでもことさらに自己の位置づけをしなくてもよい「安全な場」においてである〔107頁参照〕。一般に社会においてそのような「安全な場」はごく限られたものである。通常の社会における「場」では，友人や同僚をはじめとする横並びの関係と，上司や部下といった格差の関係が綾をなし，そのつど自己や他者をどのように位置づけるかで，それへの適応も左右される。ここでは日本の社会がもつ社会構造の特徴を理解しておく必要があろう。そこで以下に，社会人類学者の中根千枝氏の理論を提示しておく。

■ 資格による社会よりも場による社会──日本の社会構造

中根[38, 39]は，社会人類学でいう「社会構造」の比較を通して日本の社会がどのように位置づけられるかを考察した。「社会構造」とは，一定の社会に内在する基本的原理ともいうべきものである。たとえば社会組織は変化しても，社会構造は変わらないということがありうるものである。中根は一定の個人からなる社会集団の構成要因として，2つの異なる原理，すなわち資格と場に注目した。ここでいう資格とは一般に使われている意味よりはるかに広く，社会的個人の一定の属性を表すものである。すなわち，医師，弁護士といった狭義の資格にとどまらず，資本家，労働者，地位，さらには男女といった一定の個人を他から区別しうる属性を指す。そして，その属性によって構成される集団が「資格による」集団となる。一方，場とは，一定の地域とか所属機関などのように，一定の枠によって一定の個人が集団を構成している場を指す。日本人の集団意識は極端に場のほうにおかれている。したがって「枠」の中だけが生活の全部になっており，その内部では情緒的な結び付きが顕著になる。そこでは全人格的なエモーショナルな参加が認められ，構造的には集団所属はただ1つということになる〔150頁，「ヤマイモ型」参照〕。一方，資格は理性的なものである。資格による結び付きには，必ず明瞭な規則が存在し，自分が何かをしようとするときにはその規則に照らしてみれば一目瞭然である。いくつかの資格をもっていれば，いくつかの集団に所属することができる〔150頁，「オリヅルラン型」参照〕。

ところで場の共通性によって構成された集団では一体感が醸成されて，集団として強い機能をもつようになるが，集団が大きい場合，個々の構成員をしっかりと結び付ける一定の組織が必要となる。そこでは資格による規則は（内輪，平等という名のもとに）排除され，格づけに代表される序列が用いられる。それは個々人の能力と関係のない生年，入社年，学歴年数などによる序列である。ここに日本のあらゆる集団に共通した構造がみられる。

● 解説

■「タテ」の組織と「ヨコ」の関係

　中根は日本の場を中心にし，格づけによる上下関係が必然的に生ぜざるをえない社会構造を便宜的に「タテ」の組織と呼び，資格など同質の者によって設定される社会を「ヨコ」の関係と対比した。この「タテ」・「ヨコ」の概念は明快ではあるが，単にタテ関係優位，ヨコ関係優位の関係と誤解されやすいことを中根自身も危惧している。筆者もあえて「タテ」・「ヨコ」の概念を用いないことにする。

■ 統合失調症患者には住みにくい日本の社会構造

　中根理論によれば，日本の社会構造は一体感をもった「場」が中心に据えられ，そこでは格づけによる上下関係が作られる。しかしそれは資格のもつ規則によるものではなく，やはりあいまい模糊としたものにならざるをえない。たとえば1人の人を中心に眺めれば，上司はたとえどのような職種であれ，一律に格上に位置づけられ，彼らの差は不明瞭となる。M氏の「命令系統が複数あり，誰の言うことを聞けばよいのかわからなくなった」という発言からも，この構造の特徴がよくとらえられる。それゆえに，「自己の成立不全」を病理としてもつ統合失調症患者には，日本社会はきわめて住みにくい世界であるといわざるをえないかもしれない。彼らが資格や地位にこだわらざるをえない理由もうなずける。しかもいかに安全のためとはいえ，彼らがこれらにこだわれば，日本的な平等を重んじる「場」からは浮いた存在になってしまう危険もある。

■ 症例提示

● 症例　M氏の場合

　外勤作業の際，複数の命令系統があることで困惑していた。そこで序列のより上の人の指示にそれとなく従うようアドバイスしたところ，それまで「迷っていた」命令系統の複雑さの問題に対し，比較的容易に対処できるようになった。しかも，序列の順位に従うことにより，その他の者からの批判も最小限に抑えることができたようである。

● 症例　「諍い」の苦手な女性患者，I子の場合

　I子は高校2年（17歳）のときに統合失調症（破瓜型）を発病した。不安が強く被害妄想，追跡妄想も認められたが，現在陽性症状はほとんど消失している。しかし不安と，「周りの人からいつも影響されてしまう」といった自我障害に基づく症状が持続している。彼女は19歳時よりデイケアに入所したが，同年代の他の女性メンバーとの諍いが目立った（I子は毎回，相手から「傷つくことを言われた」と述べる）。そのつどスタッフが介入したがあまり効を奏さず，その翌日にはデイケアを休み，主治医には「やめたい」と訴えることが繰り返された。その後のI子は2年間デイケアに通い続けたが，同様のことが1カ月に1回ほどみられた。

> **●症例●　36歳の慢性期の入院患者，Y男の場合**
>
> 　Y男は大学4年生（22歳）のときに統合失調症（妄想型）に罹患し，現在もなお幻覚・妄想が残存している。また病棟内の他の患者の些細な言葉に反応し，精神運動興奮状態に陥ることがしばしばある。他の患者とのトラブルがみられると，Y男は病状が不安定であるにもかかわらず，「もうこの場を去りたい」と退院を要求する。一方で，精神病院に新たな医師が赴任するたびに医師の出身校を尋ねる。そして「一流大学」出身の医師に過剰な敬意を払い，ことあるごとにその医師の指示を仰ごうとする。またY男は全般的に医師に対しては敬意を払い，他の職員に対しては「横柄な」態度をとるようである。

　Y男の場合，とにかく序列にこだわり，序列によって自分の位置づけが明確になればなるほど安心できるようである。

2）この特性は周囲の者にどのような印象を与えるか？

　「諍い」から身を引く患者の場合には，それが繰り返されると，周囲の者に「情けない」，「勇気がない」，「自己評価が低い」，「人がよすぎる」といった印象を与えやすい。一方「諍い」の代わりに「闘い」へと入り込んでいく患者の場合には，「現実を見ていない」，「理想ばかり追求して困る」といった印象を与えるであろう。他者の地位にこだわる場合には，たとえそれがY男のように自分の位置づけを明確にしようとする行為であっても，周囲からは「性格が悪い」，「かわいくない」，「憎たらしい」，「私たちを馬鹿にしている」とみなされやすい。とりわけ医師と看護師とを差別する患者の場合，病棟内ではこの種の患者をめぐって，医師と看護師との協力関係に亀裂が生じる危険がある。

3）どのように対応したらよいか？

　「諍い」から身を引き，集団生活を持続的に送ることが困難な患者の場合には，本人への粘り強い働きかけが必要となる。集団から逃避しなくてもすむよう，「諍い」の際の身のかわし方を具体的に考え合ったり，時にはスタッフの管理下でうまい喧嘩の仕方を教えたりすることも有用なことがある。

　「諍い」を避けて「闘い」続ける患者（資格の取得などに走る場合）は，多くはその基底に自分自身に対する格づけの低さ（往々にして最下位の格づけをしている）と，それゆえの上昇志向をもっている。「闘い」を中止させて現実に目を向けさせることは，彼らの立つ瀬を失わせることにもなる。そのようになれば反発をまねき，さらなる「闘い」の傾向を増強させかねない。上昇志向を認めたうえで，現実を見つめることの大切さをともに考え，さらには実現可能な範囲の資格などの取得を目指していくとよいかもしれない。

相手の地位にこだわる患者の場合には，本人が「真に心を許せる人は誰なのか」，冷静に判断することが必要となる。地位にこだわる患者であっても，真に信頼する他者は高い地位のものではなく，自分に安全感や安らぎを与えてくれる人のことが多いからである。

いずれにしても，統合失調症患者の場合も日本では，「場」の中の自己の位置づけがとりわけ大きな問題となる。「場」の中で生じた格差構造のうまい利用の仕方を，われわれは常に考えることが重要であろう。M氏の場合のように，序列の上の人の指示に従うようにアドバイスすることは，しばしば効を奏するようである。

4）格づけ志向性と精神科リハビリテーションの課題

■ 名誉，地位，金へのこだわり

従来より**生活臨床**の視点では，統合失調症患者は「**名誉，地位，金**」に親和性をもつといわれてきた[40,41]。「**自己の成立不全**」により「場」の中に自己の定位の困難な彼らが，不変性をもった体裁，名誉，権威，地位，金などを拠り所とすることは，社会の中で生活する際にきわめて有用と思われる[8]。しかし中根のいう資格によるつながりや規則，役割を最重視する社会ではない日本では，これらは忌み嫌われる傾向がある。そして，われわれスタッフもこのような価値観に染まっていて，彼らが「名誉，地位，金」にこだわることに対してネガティブにみてしまう可能性がないともいえない。患者があまりにもこれらのものに執着した場合，われわれはこの種の否定的な感情に呪縛されることなく，彼らのもつ精神病理に注意を払う姿勢を失ってはならないであろう。同時に，極端な執着が「世間から嫌われる」という視点をもち，その現実を伝えていくこともまた，精神科リハビリテーションにおいては必要になると思われる。

12 休みをとることが苦手である──休めなさ

1）概念・特徴

■ 統合失調症患者の休めなさ

統合失調症患者はよくみていると休み方が下手である。ないし「休み時間」の存在自体が苦痛であることも少なくない。彼らの中には，休息の時間になると不安が増大し，たとえばデイケア場面ではスタッフにまとわりついたり，職場において一過性に精神病症状が再燃したりする者もある。

中井[37]は，「患者は，世馴れぬためか，見とがめられることを怖れる心の習慣からか，とにかく，きめ細かい休息を織り込んだ労働は苦手のようである。むしろ彼らは休息が不得手で，そのために結果的に働けないといったほうがあたっているかもしれない。実際，休息時間も仕事のあとも緊張が続いている。非常に強く動機づけられた

患者の仕事振りはほとんど休息抜きの労働であり，しかも非患者よりも長時間ペースが持続することがある．……しかし，その翌日，翌々日の患者をみれば，疲労困憊の挙句，時には微小再燃さえきたしていることが稀ではない」と指摘した．

■ 休めなさと疲れ

たしかに統合失調症患者が疲れやすく，それが休み下手のためであることは，以前から指摘されているようである[42]．ただし，疲れやすさは彼らが**基底症状**〔88頁参照〕としてもっているものでもあり，さまざまな方面から考えなければならないことである〔90頁参照〕．いずれにしてもここでは，休むということがどのような行為であり，いかなる意味をもつのかを把握しておく必要が出てくる．

■ 休むという営為について

そこで湯浅[42]の見解を引用すると，休むことは「人生にとって枢要な営為である．ことわざに『親が死んでも食休み』，『叔母の家焼けてもごく休み』，『隣が火事でもまず一服』とある．忙中の閑を説く古人の英知である．また休むことは，生産活動を噴出し，人生を潤し，ゆとりを生む泉である．さらに拡散的，かつ陰伏的な活動（すなわち，他人にわかられぬようこっそり行う活動）であり，漫然とし，あいまいさがつきまとう．休むことは輪郭性に乏しく，およそ明確性を欠き，全生活活動に浸透している息継ぎでさえありうる．また個人的行為の色彩が強く，人さまざまである．休み方は千差万別，画一的ではない．そして休み上手は働き上手に通ずるようである」．

■ なぜ統合失調症患者は休めないのか

これまで述べてきた統合失調症患者の精神病理，精神行動特性を基底にこの見解をみれば，彼らが休み下手であるということがかなり了解できると思われる．もともと**自己が希薄**で，場の中に確かな自己の位置づけをすることが困難な彼らの場合，輪郭性に乏しく，個人的行為の色彩が強い「休み」は存在の根源を見失う営為ともなりうる．また**超正常者像**をもつ彼らは，「休み時間も疲れることなく仕事や人付き合いをしなければならない」という錯覚にとらわれ，休むことが「人生にとって枢要な営為である」という概念すらもちづらいのかもしれない．さらに筆者の経験では，彼らのなかには休息の時間中，たとえば音楽をかけていないと不安になる者も少なくない．絶えず自己の位置づけを可能にしてくれる何か，ないしは自己の希薄さから目をそらしてくれる何かの存在を彼らは必要としているのかもしれない（デイケアの場面においても，休み時間は音の洪水であることがしばしばである．それは自然発生的に生じる現象でもあるし，われわれが彼らの欲しているものを暗黙のうちに察して提供している現象であるのかもしれない）．

ところで，統合失調症患者が「休み下手」という精神行動特性には反論もあるであろう．たとえばデイケアの場面で，彼らは「昼休みに畳の上でゴロゴロしているではないか」，家でも「1日中何もしないでいるではないか」などである．しかしこれらの姿は寛いでいるというよりも，むしろ心的エネルギーの低下〔61頁参照〕を反映しているものと思われる．筆者が述べたいことは，彼らの休みが「人生を潤し，ゆとりを生む泉」とはなりにくい点にある．この点は中井[37]も指摘している．「本来，休息は個

性的で自分本位，つまり自己依拠性の面もなければ，休んでも休まらないのではなかろうか。……（統合失調症患者の）中には，休息がかえって疲労を助長する場合すらある」。

■ 症例提示

> **症例　I子の場合**
>
> 　前節でも提示したデイケアに参加していた症例である。I子はデイケアプログラムには比較的積極的に参加し，不安が露呈することも少なかった。しかしデイケア参加当初より，昼休みになると「何をしたらよいかわからず」不安が顕著に増大した。彼女は泣きながらスタッフに相談し，苦痛を訴えることがしばしばみられた。しかしまもなくスタッフに誘われてI子は昼休みに編み物を始めた。やがて彼女は，昼休み，デイルームの片隅で1人で編み物をするようになり，それ以後不安はかなり解消された。

　この患者の場合，編み物という行動によって自己の定位ができるようになったらしい。彼女にとってそれまでの休み時間は，仲間に誘われるままにさまざまな行動を行っていたが，日々異なる仲間の行動に振り回されていた感があった。

> **症例　ある公務員，K氏の場合**
>
> 　K氏は22歳時に発症した破瓜型統合失調症の患者である。現在45歳で，公務員としてそこそこ勤務はこなせている（書類棚の整理を1人で行う任務）。多少の人格水準の低下はみられるものの病状は安定しており，遅刻も欠勤もなく過ごしている。しかしK氏の生活における大きな苦痛は，昼休みになると「不安で緊張が高まる」ことであった。彼によれば「自分の拠り所がなくなり，怖くなる。他人の目が気になって，いてもたってもいられなくなる」とのことであり，勤務していても四六時中昼休みの過ごし方について考えているという。そのため主治医が，散歩をし，1人で飲食店に入って昼食を食べることを提案すると，以後「昼休みは外食・散歩タイム」と位置づけ，「気分が少し楽になった」という。

> **症例　46歳の高校教師，Y氏の場合**
>
> 　Y氏は25歳のときに統合失調症（妄想型と思われる）を発病した。それ以後3回の入院歴があるが，現在は比較的安定した状態を保っている。授業も形式的にはできているが，生徒からは「つまらない」と言われているらしい。彼の最大の悩みは昼休みであり，「間をもて余して，かえって緊張してしまう。切羽詰まったような圧迫感が出てきたり，足場のないような浮遊感が出てきたりする」とのことであった。現在患者は昼休みになると自分の車で近くの公園へ行き，車の中で昼寝をとるようにしており，「こうすると楽です」と語っている。

> **● 症例 ● 53歳の主婦，D子の場合**
>
> 　D子は20歳時に統合失調症（妄想型）を発症した。現在，幻聴と妄想が残存していると同時に，多少の人格水準の低下がみられ，臨機応変さに欠ける面がある。しかし家事は十分にこなせている。彼女の日常生活の特徴は1日中ラジオをつけて過ごしている点にある。とりわけ家事の合間にはラジオの音が大きくなる。同居している両親からは「ラジオを消すように」再三言われるが，D子はこれを頑なに拒んでいる。彼女は「ラジオを消すと自分がなくなりそうで怖い」と言う。とりわけ家事の合間を「危険ゾーン」と呼び，「最もラジオが効果を発揮するとき」と述べている。

2) この特性は周囲の者にどのような印象を与えるか？

　休むと不安になり，その不安を他者に訴え続ける患者の場合，それを聞く家族や周囲の者は疲労困憊する。それと同時に「情けない」，「何度も同じことを言ってしつこい」，「いつまでたっても子ども」，「ぜんぜん成長していない」などと評することが少なくない。また休めずに何かをし続ける患者に対しては，「せわしない」，「協調性がない」，「休み時間くらい自由に休んでほしい」という印象や希望をいだきやすい。

　一方，休み時間の過ごし方を見つけた患者（多くはその「場」を逃げ出し，単独でなんらかの行動を行うことが多い）に対しては，「人付き合いが悪い」，「協調性がない」，「サボっている」といった否定的な感情をいだくことがある。

　さらに，音楽などをかけ続けている患者に対しては，「だらしない」，「生活にメリハリがない」，「基本的な生活習慣ができていない」，「他人の迷惑を考えない」などと評してしまうことが少なくない。

3) どのような対応をしたらよいか？

　統合失調症患者にとって，休み時間が自己の存在の危機をまねきやすい特性をもっていることをまずは理解することが重要であろう。またこの見方を家族や周囲の人々とも共有することが必要であろう。患者に対しては，休み時間に存在の危機に直面しなくてもすむような空間を見いだし，その中で時間を埋められるように導くとよいと思われる。それによって自己の位置づけが多少ともしやすくなるからである。

　ところでこのようなことが可能な場の多くは，「1人」で過ごす時間と空間である。あくまでも「安心して1人でくつろげ」，「不意に誰かが侵入してこない」場である[37]。われわれは彼らがこのような場を維持しやすいよう周囲の者に対しても働きかける必要がある。それはこのような場をもつことによって生じる誤解の解消，つまり彼らが決して「周囲を無視している」わけでも，「周囲に合わせる気がない」わけでもないことを，十分に理解してもらうことである。「1人」で過ごすことが困難な環境では，「間

のもたなさ」、「自分の位置を見失いそうな不安」を上司に理解してもらい、散歩や帰宅など（の秘策）を許可してもらえるよう交渉する。

音楽やテレビを常時つけている患者に対しては、単にだらしないわけではなく、それが再発予防のために本人が見いだした方法でありうることを理解してもらう。なお、デイケアの休み時間の音楽は患者によっては不快なこともある。しばしば音楽がトラブルの原因になる。その具体的な対応はさまざま考えられようが、このような患者の特性を知ったうえであるなら、対応はより適切なものになると思われる。

補足　統合失調症患者にとって働くことの意味は？

精神科リハビリテーションでは、労働に関する問題が常に問われているといっても過言ではない。その1つが、いわゆる労働観をめぐる問題である。「働くことはよいことである」、「労働は神聖である」、「働かざる者食うべからず」といった労働観は精神障害者にとって大きな負担になる。中井[37]も述べているように、この種の言葉は、「家族からはもとより、治療者あるいは福祉担当者からすら全然発せられないわけではなさそうである」。精神障害者もまたそれを受けてか、働くことのみをリハビリテーションの目標に据えてしまうことがある。

もう1つは、彼らにとっての**働くことの意味**である。「休み下手」の内実から推察できることは、彼らにとっての**働くことの意味**とは、単なる願望充足ではなく、かなりの部分が「安全感の増大」で占められている可能性があることである[37]。労働が、彼らの自己にほどよい枠を与えてくれている限り、それは「安全」な環境を提供するのであろう。

13　マイナーな生き方が得意な人たちである──「巧みな少数者」

1）概念・特徴

■「密やかな自分だけの世界」と「自己の成立」

統合失調症患者の中には「密やかな自分だけの世界」をもっている者がいる。これは先に述べた「幻想」とは異なり、それなりの仲間がいる現実世界の一場面を構成しているものである。たとえば家族にも知らせずに家を抜け出してあるJ2リーグの試合を見に行き、その熱烈なファンの1人となり、その世界では意外に知られている人物になっていたりする者もいる。

村田[15]は、統合失調症患者がこのような世界をもつことの重要性を説いている。この世界は本人の自己選択による**内発的動機**［64頁参照］に支えられたものだからである。**自己の成立不全**を基本的な精神病理としてもつ統合失調症患者の特性を考えれば、このような世界の存在は、「自己の成立」を実現しうる場をたしかに獲得したことを意味

する。

　ここで重要と思われることは，彼らがこのような世界を身近な人にあまり伝えないことである。村田はこれを，「その領域については周囲の状況に左右されず自分のペースを守れる。これはしたたかな強さといえる」と評している。たしかにこの精神行動特性は第1節で述べた「嘘をつけない，秘密をもてない」という特性と一見相反する。しかし密やかな世界をもっている患者が，一般に「秘密をもてない」患者の中でもより自己が成立しているとみれば，矛盾はなかろう。

■ 守り切る必要のある秘密の世界

　ところで中井[35]は，ここで述べたような非公式の場における**無名性**に注目した。たしかに無名性を保てる世界こそ，「自己の成立不全」から身を守れる場ともいえよう。このような世界に家族などが入り込んでしまえば，たちまちに彼らは「どこそこの誰々」という名前をもってしまい，その場の中でも自己を現さずにはいられなくなるからである[35]。さらに彼らの多くはそれまでも（自己の希薄さゆえに）周囲の者の思惑に翻弄されてきた存在である。この世界が大切であればあるほど，周囲に公開することをためらうのも了解できる。また中井は，もし公開すれば，「どちらかの方向に乱されることを直覚しているのではあるまいか。それはおおいに奨励されることと，やめるように言われることである。……（周囲の者が）『よいこと』と支持しても，（彼らからは）気乗りのしない反応が返ってくる。まるでお次には必ず干渉的な『働きかけ』が来るに決まっているかのように。さえぎるのは簡単である。『まだ，働いてもいないのに，そんな贅沢をして』，『そんな暇があれば，元気があれば，職を探したら』，『そんなことはちゃんとした職についてからだ』」。いずれにしても先に述べた high EE〔9頁参照〕なるものに巻き込まれてしまう。せっかく見つけた「秘密の宝物」の世界をかき乱されてしまう。やはり彼らにとってはこの世界を他人に晒すことはできないのであろう。

■ 秘密をもつことの大切さ

　土居[2]は統合失調症患者の秘密のもてなさを，その生活史から考察した際，宝遊びの重要性に触れた。すなわち子どもは大人の目から見ればつまらない物を，あたかも宝物のように大人の目につかぬところにしまい込む。このことは秘密の観念と宝（価値）の観念の関係を暗示するものとして興味深いという。たしかに統合失調症患者の両親には，子どもの宝物をつまらぬものとして批評することが多いように思われる。ないしは宝物に光を当てたがる傾向をもつように思われる。後者の場合，しばしば患者は光が当てられることに受動的に従うが，それはわれわれ一般人の受動性とは質が異なり，全存在を相手に「明け渡す」ことに終わってしまう感がある。

■ 巧みな少数者としての生き方

　いずれにしても，中井[35]が指摘しているように，寛解状態を維持している統合失調症患者の中には治療者や家族が思いもかけないような生き方をしている者が多く，それらをわれわれが知るのは，「彼らがうっかり話す言葉の端々」からである。もしここでわれわれがこれをマジョリティーの生き方と比較してしまえば，それだけで彼らは

臆してしまう繊細さをもつ。われわれが思い描くマジョリティーの生き方とは，あくまでも執着気質者〔5頁参照〕の生き方である。また彼らが思い描く正常者像もそうである。しかし彼らが真に自己を見いだした世界は，「巧みな少数者」として生きる世界なのである（以上，中井[35]の論述を援用して記載）。

彼らはストレスの多い対人交流の世界から一歩引き，サブカルチャーの中で平穏な生活を送っている[12]。そしてこのサブカルチャーもまた，彼らの自己を育む格好な場になりうることを，われわれは知っておく必要があろう。

> **症例** S男の場合
>
> 彼は1週間に3回，喫茶店に行ってコーヒーを飲むことを楽しみにしていた。また川柳を作り，川柳仲間も少数ではあるがいたようである。さらに古本屋に行って古書を買い集め，古本屋の店主とは顔馴染みになっているらしい。しかしS男はこれらのことをほとんど家族に話さず，何も言わずに家を出ては帰ってきていた。そしてそのことが原因で兄嫁から反感を買ったことは，前に述べたとおりである。

> **症例** 26歳の独身男性，K介の場合
>
> K介は20歳時に統合失調症（破瓜型）に罹患した。この症例は前に述べたJ2リーグの隠れファンである。現在彼は若干の人格水準の低下を認めながらも会社員として勤務している。欠勤もなく仕事振りは几帳面であり，会社側からも比較的高い評価を受けている。外来へは勤務の都合上母親が来ることが多いが，母親によれば，彼は「疲れやすさ」を訴えながらも，「休日には必ずどこかへ出かけている」という。母親には行き先を告げていない。母親は，「疲れやすいのに出かけてばかりいて心配」と再三主治医に語っていた。K介との面接は3回に1回程度であったが，あるとき彼がささやかな土産を主治医に持参したことから，彼がJ2リーグの試合を見にその地を訪ねたことがわかった。彼はJ2リーグの隠れファンであり，ファン仲間も数名いるとのことである。主治医は，母親にはこの事実を「秘密」にしておくことを彼と約束した。

2）この特性は周囲の者にどのようにみなされるか？

この種の生き方を行う患者は多くを周囲の者に語らないため，周囲からは気づかれないことが多い。ただし周囲は，「何かしている」ことには気づいているようである。これに対する周囲の反応は，その人物の性格や家族の特性にかなり影響を受ける。すなわち「自分らしさを見つけたようだ」と遠くから見守る姿勢をとる家族，心配ではあるが「本人の世界に触れぬよう」無理して距離をとる家族，心配のあまり「問いただして」本人との間に亀裂が生じる家族，無言の圧力をかけて本人から「秘密」を語らせてしまう家族など，枚挙に暇がない。なお筆者の印象では，この種の患者はどことなく安定感と深みがあり，「恥じらい」を知っている人のように見える。

3）どのような対応をしたらよいか？

　この種の人をめぐって問題となることは，第1に周囲の者が患者の「秘密」を暴こうと躍起になっている場合である。多くは「秘密」をすべて知らないと不安な家族である。このような家族に対して必要なことは，「秘密」の存在が自己の成立や重層化などを促進し，患者の回復と成長にきわめて重要な役割を果たすという事実を時間をかけて説明することであろう。一方患者とは，「秘密」を守るための共同戦線を張るとよいように思われる。このようにすることで相互の信頼関係が築かれ，同時に患者の「秘密」はある程度現実生活の中で他者と共有されるものとなる。

　第2は，S男にみられたように，周囲の者の生活に余裕がない場合である。このようなときには，患者の「秘密」を守ろうとする姿勢が周囲の者の反感を買ってしまうことがある。もちろんS男の場合，「場の状況を読めない」ことも精神行動特性として看過できない。したがって治療者は臨機応変な対応を迫られる。周囲の者には，「秘密」の重要性とともに，それを「ふんわりと」見守るような接し方が治療的効果を生むことを説明する。一方本人には，行き先だけは伝えたり，周囲への気配りの言葉を発するよう指導したりもする。なおこのような行為は，治療者が本人と家族の間に介入するものである。したがって，本人からも周囲の者からもかなり信頼を得ていることが前提条件となる。

4）現代社会と統合失調症患者の働く場をめぐって

　近年の日本文化は急速に変化してきている。経済面でみても，バブルの崩壊後の就職難は，われわれ一般人のみならず統合失調症患者にも大きな打撃を与えたようである。しかし一方で，多数の非常勤職員ないしは派遣職員の道を開かせたことも事実である。それによって「アルバイト」，パートタイム勤務などの職種に就く機会が大量に提供された。一般にこのような非公式な仕事の場での足慣らしは有効である[35]。とりわけ断る自由，やめる自由があれば，格好の足慣らしの場となるであろう[35]。

　またこの種の場は正職員に比して**無名性**が保たれ，その分患者に安心感を与えやすい。無名性は意外な方向からも加速化されている。近年は製品の規格化と同時に，働く職員の規格化も進んだようである。これは人間性の喪失として憂うべき現象ではあろうが，無名性の面からすれば統合失調症患者にとっては好都合な面もあろう。たとえばある種のファーストフードのチェーン店では，いつでも，どこでも，与えられたマニュアルどおりの接待（会話や振る舞い）を行っていれば，とりあえずの合格点がもらえる。とりたてて自己を出す必要がないともいえるのである。

5）生活圏の拡大方法と居場所の問題

　統合失調症患者の精神科リハビリテーションを行うにあたり，彼らの生活圏の拡大

方法の特徴を把握しておく必要がある。その際，中井[35]の見解がきわめて参考になる。中井によれば，一般の人の生活圏の拡大は連続的に同心円的に拡大していく。したがって上述のような統合失調症患者の「思いがけない」生き方は驚きに値するし，家族には「現実離れした」ものとして不安を喚起させる可能性がある。

　中井[35]は人間のライフスタイルを，動物生態学者の河合氏が教示した植物が根を張っていく姿からヒントを得て，「オリヅルラン型」と「ヤマイモ型」に二分した。すなわち同心円状の発展をしていくライフスタイルを「ヤマイモ型」，1つの基点から放射線状にいくつも別の発展をみていくライフスタイルを「オリヅルラン型」とした。精神科リハビリテーションの実践を行う場合，「オリヅルラン型」のライフスタイルを念頭において統合失調症患者に接すると，彼らの生き方に無理を強いない適切な計画を立てやすいように思われる。

　ただし中井によれば，このようなライフスタイルで根を張るためにはいくつかの前提条件が必要であるという。第1に「基地」が必要である。それには「患者1人の部屋」があることが好ましい。それが得られない場合でも，物理的にもなんらかの仕切りがあることが最低限必要な条件であろう。第2に有害な視線の「線量」が少ないことである。統合失調症患者にとっては問いただすような視線が辛い。患者にとって「絶えず頭の片隅に自分の行動が問われたときの答えを用意しておかなければならないことは，非常な緊張の源泉であるばかりでなく，理由を越えたものであるところの生の喜びをますます枯らすことになるであろう」[35]。

　この2つは，統合失調症患者が求める究極の「居場所」の質を問うものである。筆者[43]はこれを「**無条件でいてよい居場所**」としてとらえた（第V部参照）。このような「居場所」は現実にはないのかもしれないが，少なくとも「いてもよい場所」を核に生活圏の拡大が展開されることが，精神科リハビリテーションにおいて重要な視点になると考えられる。

●引用文献

1) 土居健郎：オモテとウラの精神病理. 荻野恒一（編）：分裂病の精神病理, 4巻, pp.1-20, 東京大学出版会, 1976.
2) 土居健郎：分裂病と秘密. 土居健郎（編）：分裂病の精神病理, 1巻, pp.1-18, 東京大学出版会, 1972.
3) 吉松和哉：病的意識と現実認識について―精神分裂病者への伴侶的精神療法をとおして. 中井久夫（編）：分裂病の精神病理, 8巻, pp.1-29, 東京大学出版会, 1979.
4) 鈴木純一：集団精神療法より見た精神分裂病. 荻野恒一（編）：分裂病の精神病理, 4巻, pp.81-98, 東京大学出版会, 1976.
5) 小見山実：分裂病者における自己と他者―環界へのかかわり方を通じて. 宮本忠雄（編）：分裂病の精神病理, 2巻, pp.73-97, 東京大学出版会, 1974.
6) 長井真理：つつぬけ体験について. 臨床精神病理, 2:157-172, 1981.
7) 小山内実：破瓜病者の「社会療法」について. 中井久夫（編）：分裂病の精神病理, 8巻, pp.233-260, 東京大学出版会, 1979.
8) 吉松和哉：精神分裂病の自我に関する一考察―その行動様式上の特徴を中心に. 荻野恒一

(編):分裂病の精神病理, 4巻, pp.21–49, 東京大学出版会, 1976.
9) 広沢郁子:学童期発症の精神分裂病患者にみられる不安の特性. 臨床精神病理, 18:23–42, 1997.
10) 神田橋條治, 荒木冨士夫:「自閉」の利用―精神分裂病者への助力の試み. 精神経誌, 78:43–57, 1976.
11) 広沢正孝:現代の分裂病患者における自我漏洩症状の特徴―青年期分裂病外来患者グループを構成する症例を中心に. 松本雅彦(編):精神分裂 臨床と病理, 1巻, pp.189–216, 人文書院, 1998.
12) 藤井洋一郎:精神分裂病者の外来通院継続の要件―対処空間(coping zone)について. 吉松和哉(編):分裂病の精神病理と治療, 1巻, pp.209–228, 星和書店, 1988.
13) 永田俊彦:在宅精神分裂病者の精神病理学的特性―長期在院者との比較から. 精神医学, 21:1059–1068, 1997.
14) 加藤正明:ホスピタリズム. 加藤正明ほか(編):新版精神医学辞典, pp.732–733, 弘文堂, 1993.
15) 村田信男:「分裂病のリハビリテーション過程」について―自己価値の再編を中心に. 藤縄 昭(編):分裂病の精神病理, 10巻, pp.251–281, 東京大学出版会, 1981.
16) Searles, H.F.: Dependency process in the psychotherapy of schizophrenia. *J. Amer. Psychoanal. Ass.*, 3:19–66, 1955.
17) 仲谷 誠:精神分裂病に於ける自己同一性障害の一様態. 精神経誌, 89:581–592, 1987.
18) 広沢正孝:長期間持続する体系的妄想―緻密な妄想体系の構築とその消褪後自殺した男性例. 精神科ケースライブラリーI, pp.47–61, 中山書店, 1998.
19) Minkowski, E.: La schizophrénie, Brower, Paris, 1953. 村上 仁(訳):精神分裂病, みすず書房, 1954.
20) Minkowski, E.: Le temps vécu. Etudes phénoménologiques et psychopathologiques, Delachaux et Niestlé, Neuchâtel, 1933, 1968. 中江育生, 清水 誠, 大橋博司(訳):生きられる時間, みすず書房, 1972, 1973.
21) 森 有正:霧の朝. 森有正全集 3, 筑摩書房, 1978.
22) 森 有正:木々は光を浴びて. 森有正全集 5, 筑摩書房, 1979.
23) 広沢正孝, 永田俊彦, 荒井 稔:人生後半の分裂気質の女性にみられた病的喪. 臨床精神医学, 21:1037–1044, 1992.
24) Binswanger, L.: Von anthoropologischen Sinn der verstiegenheit. *Nervenarzt*, 20:8, 1949.
25) 小見山実:分裂病性現象の契機における分岐. 安永 浩(編):分裂病の精神病理, 6巻, pp.217–242, 東京大学出版会, 1977.
26) Anthony, W., Cohen, M., Farkas, M.: Psychiatric rehabilitation, Center for Psychiatric Rehabilitaion, Boston University Sargent College of Allied Health Professions, 1990. 高橋 亨, 浅井邦彦, 高橋真美子(訳):精神科リハビリテーション, マイン, 1993.
27) 武野俊也:選択の実感棚上げ現象について―精神分裂病者の感情生活面における特徴的一側面. 精神経誌, 89:182–203, 1987.
28) Blankenburg, W.: Der Verlust der natürlichen Selbstverständlichkeit, Ein Beitrag zur psychopathologie symptomarmer Schizophrenien, Enke, Stuttgart, 1971. 木村 敏, 岡本 進, 島 弘嗣(訳):自明性の喪失, みすず書房, 1978.
29) Erikson, E.H.: Childhood and society, W.W. Norton & Company, New York, 1963.
30) 吉松和哉:対象喪失と精神分裂病―幻想同一化的自我(幻想的自我同一性)の破綻と発病. 藤縄 昭(編):分裂病の精神病理, 10巻, pp.75–104, 東京大学出版会, 1981.

31) 岩崎徹也：対象関係. 加藤正明ほか（編）：新版精神医学辞典, p.513, 弘文堂, 1993.
32) Rümke, H.C.: Über alte Schizophrene. *Schweiz. Arch. Neuro. Neurochri. Psychat.*, 91:201–210, 1963.
33) 村田信男：続「分裂病のリハビリテーション過程」について—障害受容のプロセスを中心に. 吉松和哉（編）：分裂病の精神病理, 11 巻, pp.275–302, 東京大学出版会, 1982.
34) Blankenburg, W.: Zur Leistungsstruktur bei chronischen endogenen Psychosen. *Nervenarzt*, 41:577, 1970. 岡本 進（訳）：慢性内因性精神病者における仕事の構造について. 木村 敏（編・監訳）：分裂病の人間学, ドイツ精神病理学アンソロジー, pp187–221, 医学書院, 1981.
35) 中井久夫：世に棲む患者. 川久保芳彦（編）：分裂病の精神病理, 9 巻, pp.253–277, 東京大学出版会, 1980.
36) 中井久夫：分裂病の慢性化問題と慢性分裂病状態からの離脱可能性. 笠原 嘉（編）：分裂病の精神病理, 5 巻, pp.33–66, 東京大学出版会, 1976.
37) 中井久夫：働く者—リハビリテーション問題の周辺. 吉松和哉（編）：分裂病の精神病理, 11 巻, pp.303–330, 東京大学出版会, 1982.
38) 中根千枝：タテ社会の人間関係, 講談社, 1967.
39) 中根千枝：タテ社会の力学, 講談社, 1978.
40) 加藤友之, 田島 昭, 湯浅修一ほか：精神分裂病者の社会生活における特性（精神分裂病の生活臨床 第一報）. 精神経誌, 68:1067–1088, 1966.
41) 田島 昭, 加藤友之, 湯浅修一ほか：社会生活の中での分裂病者に対する働きかけ—職業生活場面を中心に（精神分裂病の生活臨床 第二報）. 精神経誌, 69:323–351, 1967.
42) 湯浅修一：休む患者—分裂病回復者の疲労と休息. 飯田 真（編）：分裂病の精神病理と治療, 4 巻, pp.1–23, 星和書店, 1992.
43) 広沢正孝, 大槻徳和：長期入院分裂病患者の老化と妄想テーマの変化—出立から故郷回帰へ. 市橋秀夫（編）：分裂病の精神病理と治療, 7 巻, pp.101–124, 星和書店, 1996.

第 V 部
統合失調症患者のライフサイクル

1 統合失調症患者における ライフサイクルのもつ意味

1 なぜライフサイクルを考えなければならないか？

■ 統合失調症患者の生き方の基本的特徴

　第Ⅲ部，第Ⅳ部では，急性期と慢性期の統合失調症患者の病理と精神行動特性，そしてそれらへの対応の要点を述べてきた。統合失調症の経過はさまざまであり[1,2]，急性期と慢性期（ないし寛解期）の境界の見分けも困難[3]ではあるが，筆者が記載した内容は，ほぼいずれの病期にも該当しうるような精神行動特性である。すなわち彼らは，いずれの病期にあっても自己の成立不全や時間の連続性の問題をかかえ，自己の統合不全に大なり小なり悩んでいる。実生活場面では「オモテ」と「ウラ」をもつことが不得手で，しばしば他人に自分を明け渡したり，反対に頑なに自己を守ったりもする。その場の状況が読めずに融通性のなさが際立ってしまうことも少なくない。われわれ一般人が常に「超正常者」に見えてしまい，そのためか極端な働き方をしては疲労をためることもある。彼らは往々にして対人的な「静い」を避けて，独り「闘い」の世界へ邁進する。そして成長とともに「巧みな少数者」として「密かな世界」をもつこともある。ただ，基本的に彼らは控え目である。現実社会の中で他人と折り合いながら自分の立場を築いているわれわれとは多少異なり，しばしば彼らは淡い幻想の中に身をおいている。

■ 同じ分裂気質でも，年齢によって心理的な変化がみられる

　たしかに第Ⅰ部〔4頁参照〕でも触れたように，彼らが生涯を通じて**分裂気質**をもつ者として生きていく姿勢に変化はないのであろう。しかしここで注目しなければならないことは，ミンコフスキー[4]も指摘したように，彼らの「15歳のときと，30歳のときと，70歳のときとでは，まったく同一の心理学的相貌を呈することはない」ことである。したがって，各精神行動特性への対応方法も，彼らの年齢によって異なってくるのである。それでは，統合失調症患者は年齢とともにどのように心理的に変化していくのであろうか。ここでは晩年に至った彼らの心理に触れる必要が出てくる。

■ 晩年の統合失調症患者の心理を理解することの重要性

　ところで，晩年における彼らの状態像は，一般に静穏化される傾向にある[5-9]。しか

しそれゆえに，これまでの精神医学では，彼らの晩年の心理についての問題が看過されてきた。またたとえこれに注目しようとしても，慢性期症状が進行した患者の場合，観念が貧困化し，心理を探れるほど十分な陳述が得られにくい[10,11]。さらに**施設症**〔ホスピタリズム，108頁参照〕などの影響を受ければ，「受け身性」[12]が増し，陳述はより少なくなる。このような状況を反映してか，精神科リハビリテーションにおいても晩年の彼らが体験する「老い」に対する視点[13,14]があまり育っていない。たしかに，身体面での配慮は多くのテキストで触れられているが，精神面での配慮はほとんどみられない。しかし彼らもまた，われわれ同様に身体的にも精神的にも社会的にも，着実に老いていくのである。

　現在さかんに叫ばれている長期入院患者の社会復帰であるが，その対象の多くは中年期以降の患者である。われわれは，ともすると社会生活能力のみを指標に強引ともいえる退院のすすめを行いがちである[11]。今こそ老いを迎えた（ないしは迎えつつある）統合失調症患者が何を求めているのかを真剣に考えなければならない時代，彼らにとって**ライフサイクル**のもつ意味をあらためて問わなければならない時代といえよう。その視点を欠いた精神科リハビリテーションは，彼らに多くの苦痛を与えかねないのである。

2　われわれ一般人のライフサイクル

■ エリクソンのいうライフサイクル

　人間にはこの世に生まれたときから死に至るまで，いくつもの**発達段階**が存在し，心理学では各発達段階に乗り越えなければならない**発達課題**を設定している。それは社会を生きる人間として成長していくための課題である。エリクソン[15]はこの一連の流れを**ライフサイクル**という用語を用いて説明した。そしてライフサイクルを8段階，すなわち乳児期（希望），早期児童期（意志），遊戯期（目的），学童期（適格），青春期（忠誠），若い成人期（愛），成人期（世話），成熟期（英知）に分け，そこに括弧内に書いたような各段階に該当する基本的な徳目をおいた[16]。

■ 孔子からみたライフサイクル

　われわれ日本人にとっては，孔子の論語に書かれた次の一節が馴染み深い。

　　　吾れ十有五にして学に志す。
　　　三十にして立つ。
　　　四十にして惑わず。
　　　五十にして天命を知る。
　　　六十にして耳従う。
　　　七十にして心の欲するところに従いて矩を超えず。

　これは孔子自身の体験をもとに，今日でいうライフサイクルの課題を述べたもので

あるが，河合[17]は，「三十にして立ち，四十にして惑わず」という西洋的な自我を確立するような表現のあとに，それまでとは方向が変化するような記述の続くところに東洋的な知恵をみている。しかしこの方向転換は，多分に生物学的な老いと関連している。「天命を知る」のは，五十の衰えを感じて自分はこうしかならないと認め，運命を甘受して生きようとする姿でもあろうし，「耳従う」のも，あくまでも突進しようとするひたむきな精神の喪失ゆえでもあろう。また「心の欲するところに従いて矩を超えず」というのも，節度を失うような思想ないし行動が生理的にもできなくなることを指すのかもしれない[17,18]。

■ 50歳──人生の方向転換の時期

いずれにしても，50歳を境に人生の目指す方向に転換が生じ，その後は老いをいかに受け入れればよいかという課題が浮上してくる。河合[17]によれば孔子は，老いをうまく受け入れたからこそ，このような課題を提示できたのであろうと述べている。

ところでわれわれのライフサイクルを現実に即してみていくと，次のようにもいえる。思春期・青年期から成人に向かっての旅立ちは，生まれ育った家から社会に向けての旅立ちである。このときわれわれは，新たに出会う人物，組織，しきたりとの間でさまざまに折り合いながら，社会の中に自分の立場を築いていく。その際，「オモテ」と「ウラ」をうまく使い分けて上を目指す者もいれば，あくまでも「オモテ」を尊重し他人や組織のために身を尽くすことを信条とする者，すなわち社会に過剰適応し社会と「合体」するような道を進む者もいるであろう（後者はうつ病に親和性があるともいわれている）。いずれにしても「オモテ」も「ウラ」もまだなく，周囲から庇護されていた場を飛び出して，われわれは自ら生きる場を模索する。そして，おそらくこのような生き方は40歳代まで持続する。しかし40歳代以降は両親の喪失，さらに50歳を越えて初老期を迎えるころになれば同胞の喪失を体験し始める[11]。子育ても終わり，定年退職の日も近くなる。ここで人生の方向を転換させざるをえなくなり，未来へ向かって進む姿勢から，最終的な居場所（老後の住処（すみか））の獲得へ，すなわち最終的に帰る場所へ向かって進む姿勢をとらざるをえなくなる。ここに「家」のもつ意味が問われてくる。

3 ライフサイクルにおける「家」・「故郷」のもつ意味

■「第1の故郷」と「第2の故郷」──われわれ一般人の故郷性

ライフサイクルにおいて，人はそれまで育ってきた家から旅立ち，そして晩年には終の棲家である家を求め，そこに帰っていく。このような家ないし家屋は，ボルノウ[19]のいうごとく「ふるさとと密接に結び付いて組をなしている」ものである。しかし，さまざまな経験を積み重ねてきたわれわれにとって「帰っていく場所である現実の家」は，「心休まる場所」であると同時に，「さまざまな葛藤に満ちた」場所でもある。それゆえにこそベルナール[20]も述べているように，晩年のわれわれは子ども時代，その

ころ育った家や風景，原体験への郷愁の念が生じるのであろう。以前に筆者[10]は，子ども時代に過ごした場（家・故郷）を「**第1の故郷**」，葛藤はあるがとりあえずの最終の居場所（家・故郷）を「**第2の故郷**」と呼んだ。

晩年に至ったわれわれの帰っていく家とは，多くの場合あくまでも現実の居場所である「第2の故郷」を指す。もしも葛藤すら存在しない故郷，すなわち幼年時代を過ごした「第1の故郷」を希求したとしても，もはやそのような場は現実にはないことを認識している。ここに「諦め」と，「諦めたがゆえにいっそう懐かしくもある」われわれ一般人の**故郷性**が成立するのではなかろうか。

■ 人の一生に関するイメージ

ここで注意を要することは，人の一生に関するイメージは欧米諸国と日本において相違があることである。キリスト教の影響を強く受けた欧米諸国においては，人生は出生から始まってほぼ直線上に終着点（terminal）である死へと進む。しかし日本人におけるこの過程は，死生観の相違とも関連して，必ずしも直線的に構成されていないことが指摘されている。加藤[21]は日本人における大衆的な世界観の特徴として，「調和的宇宙」の概念をあげた。これは欧米人の宇宙観とは異なり，物理的自然のみならず，すべての生物を含み，死者の魂をも包摂する宇宙観を指す。したがって日本人の死は，欧米人のような終着点よりも，むしろ「特定の集団の中の存在から，このような『調和的宇宙』の中への『移行』」の意味をもつという。

■「帰る場」を求める晩年の日本人

たしかに近年の欧米化されたわれわれ日本人の世界観・宇宙観は，死を終着点とみることも少なくない。しかし今なお「盆」の風習などが残っているところをみると，そうでもないらしい。「盆」の風習は，家族の1人が死ぬと，その魂は家からあまり遠くない不特定の空間にあって，年に一度，盆の日に家族の元へ帰ってくるという宇宙観に拠っている[21]。つまり死に際しても日本人は集団への帰属性を必要とされ，晩年にはそのような集団を模索し，希求する心性が働く。そしてその際の集団とは，少なからず「第1の故郷」，「第2の故郷」（配偶者や子孫に囲まれた居場所）と結び付き，あくまでも「帰っていく場所」としての意味をもつと思われる。鯖田[22]はこのような現象を，日本人特有の「帰巣本能」として述べている。日本人が死を前にしていだくことの多い「彼岸，あの世」も，実際に住む故郷（此岸，この世）では取り戻せない「第1の故郷」，すなわち葛藤すらない帰る場，しかも永遠に存続する帰る場としての究極の故郷なのであろう。

■「出立」から「回帰」へ

いずれにしても，家・故郷とは，社会を生きる人間にとって，それを求める心性がライフサイクルにおいて「出立」方向から「回帰」方向へと変化していきながらも，常に人間の存在を支える中核に位置するものといえよう。統合失調症患者のリハビリテーションの実践においても，この点は無視しえない問題となる。

次章からは，生活環境の対照的な長期入院例と地域で暮らす症例で，この点をみていく。

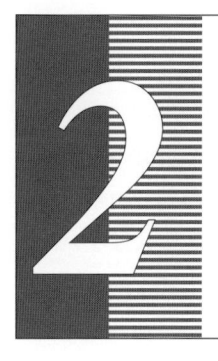

2 長期入院統合失調症患者のライフサイクル

　先にも述べたように、晩年に至った統合失調症患者の心理的特性をつかむことは困難な面が多い。そこで以下に、妄想が持続した**長期入院患者**から、彼らが何を求めているのかを考えてみる。

1 症例提示

> **症例　症例K子**〔文献10より一部改変して掲載〕
>
> 〈生活史〉
> 　大都市にて、比較的裕福な軍人の家庭に5人同胞の末子として誕生した。K子は生来おとなしく、恥ずかしがりであったという。女学校に進学後、14歳時に疎開のため某県の母親の実家に転居、同地の女学校に編入して優秀な成績で卒業した。そのK子一家は同地で次兄を中心に農業を始めたが家計が苦しく、このころ彼女は「将来は裕福になりたい」と思い続けていたという。しかしK子が25歳、28歳時に相次いで両親が病死、29歳時に次兄が結婚したあとは、「裕福になるどころか、兄嫁に気を使いながら女中のような生活」をしていた。
>
> 〈現病歴〉
> 　●発病から40歳代まで
> 　29歳時、「兄嫁が自分の悪口を土地の人に言い、皆から悪者にされ、乞食にされる」などの被害関係妄想が出現し、近くの精神科に入院となった。その後約10年間に4回の入院歴があるが、その間に妄想は、「兄嫁はアメリカと手を組んで、私たち（K子一家）を戦犯にしようとしている。それでもアメリカは私たちを助けようともしてくれる。しかし兄嫁は、イギリスともグルになって私たちを陥れようとしている」という内容に発展していった。なおK子は退院時には就職し、病院の近くのアパートで1人暮らしをしていた。
> 　K子が40歳時にT病院へ転院となったが、この当時の妄想は、「兄嫁がアメリカと手を組んだので、私はアメリカから見捨てられた」、「アイクとエリザベスが手を組んで、私を乞食にした」という内容が主体であった。K子にはその後も、40歳、44歳、47歳時に

それぞれ3年前後の入院歴があり、退院期間は長くとも半年であった。退院時にはやはりアパートで1人暮らしをし、K子の化粧はあたかも「お姫様」のごとく派手になった。

● 50歳前後の危機

45歳ごろ、妄想は「兄嫁も兄さんも、みんなアメリカに行ってしまった」、「アメリカもイギリスも天国。わたしはそこへ行けず、1人日本に残された。日本は地獄で乞食の国」という内容が主としてみられ、さらに50歳時にかけては、「皇后陛下が私を陥れ、日本にもいられない」、「私1人が乞食で切ない。死んでしまいたい」と述べ、希死念慮が強まった。また一方で、「働かなくてはならない」と繰り返し語り焦燥感も増強、49歳から53歳にかけてさらに4回の入院歴がある。なお50歳以降は希死念慮は減少してきた。

● 50歳以降のK子

54歳時よりK子は現在に至るまで10年以上入院しているが、現在は以下のように語っている。「カーター大統領は私をアメリカに呼んで面倒をみてくれると言うくせに、いざアメリカへ行こうとするとお前は馬鹿だという。皇后もこっちへ来い来いと言うくせに、私を陥れる」、さらに「結局私はグルグルと回されている。流されている。アメリカでも日本でもよいから、とにかく居場所が欲しい。このままではアメリカでも日本でも死ねない」。またそのような患者の状態を、「切ない立場にある、1日中あっちに行ったりこっちに行ったりの弱い立場なので辛い」と語った。そして妄想の合間に、「私が本当にいたいのは日本。でも兄の家では……甥、姪が大きくなってきたので、いっそう帰りにくくなった。病院に一生置いてくれればいいのだけれど、そういうわけにもいかないでしょう……」とも述べていた。ただしこのように語るのは面接場面の一瞬であり、他の時間は、上述の妄想を語るか、他の患者とともに散歩や買い物に行くなどの、一見平穏無事な生活を送っている。

症例　症例A氏〔文献10より一部改変して掲載〕

〈生活史〉

A氏は老舗の長男として誕生した。父親は「働き者で努力家」、母親は温和で「やさしかった」という。A氏には姉と2人の妹がおり、長妹は「非定型精神病」にて入退院を繰り返している。A氏は幼少時より内気でおとなしく「臆病」であった。中学校時代の成績は中の下で、父親に「嫌いな勉強を強いられ」、さらに中卒後は父親の希望で高校へ入学したものの、結局「勉強についていけず」退学、家業を手伝うことになった。しかし、19歳時には家業が不振となり、叔父の紹介で隣町の工場に勤務、A氏は「このときばかりはなんとか独り立ちしなければならず、一生懸命働いた」という。

〈現病歴〉

●発病から40歳代まで

25歳ごろ、「仲間や上司に監視され、組織ぐるみで陥れられ、クビにされる」という被害関係妄想が出現したため、26歳時にT病院にて約3カ月の入院治療を受けた。その後、職場に復帰できたものの上述の被害関係妄想が再燃し、27歳、32歳、34歳時に

も入院治療を受けた。なおこの間工場が縮小され，A氏は（半ば強制的ではあるが）希望退職をしている。その後A氏は家業を手伝ったが，工場の職員に対して「自分の将来をダメにされた」という被害妄想をもち続け，家人に対しても暴力行為が目立った。44歳時，不穏や自殺念慮が強まり10年ぶりの入院となった。この当時の妄想は主として，「工場の人に殺される」，「家族に無理矢理病人にされ，入院させられた」というものであった。

● 50歳前後の危機

45歳ごろA氏には自殺念慮が増大した。48歳時，母親が病死し，翌年には外泊の頻度が半減した。このころからA氏には，「家にはお金がなくなった。お金がないから殺される」という表現がみられ始めた。49歳時には2回の激しい自殺企図がみられ，このころを境として外泊もほとんど行われなくなった。そしてほぼ同時期（50歳）より妄想の主題は，「シャットアウトされる」（これは患者の造語であり，他の患者や病院関係者によって，病院から『追い出され』，近くの川に『捨てられ』，『豚の餌にされてしまう』という内容をもつ）という内容に変化した。また，以後約5年の経過のうちに，「お金がまったくない。入院費も何年も未納になっている。だからこの病院からシャットアウトされる」という内容に発展していった。なお50歳以降，それまでに比して病状は安定し，とくに激しい自殺念慮はみられなくなっている。

● 50歳以降のA氏

現在A氏は，ほぼ毎日「今夜，寝ている間にシャットアウトされますか，先生は守ってくれますか」と確認するかのように語っている。またこの数年の間に，「母親の墓との間にテレパシーが通じている。だから安心。しかしこれを切られると不安になる」という妄想が新たに出現した。なお，この妄想に関しては，「死んだらお母さんのお墓に帰れる」とも語っていた。現在A氏の父親は自宅を処分し姉一家と同居し，またA氏の入院費は姉一家が負担している。A氏はこのような現実に対し，「自分が帰る場所はなくなった。姉の家もいにくい。守ってくれる人がいない。病院に一生置いてください。でもそれも無理ですね……」と語っている。

2 妄想の変化から読み取れること

■ 2症例の特徴と発病前の願望，課題

この2症例は，長期間入院中の統合失調症患者で，人生の晩年にさしかかっている。現在も奇想天外な妄想をもち，精神医学的に病状は安定しているとはいえないが，K子の場合は生活能力がかなりあり，社会復帰が十分可能な症例と思われる。ここでは2症例の妄想主題を追いながら，彼らが何を求めているのかを考えてみる。

まずK子の場合，発病に先立って「裕福になりたい」という「願望」が目立った。またA氏では家業が縮小され，彼は他の職場で自らの立場を形成していかなければな

らなかった。彼らが発病したとき，家はすでに「安住できる居場所」ではなく，彼らはそのような生まれ育った環境とは別に，新たな環境を築かなければならなかったようである。

■「出立」のテーマと発病

先に述べたように，思春期・青年期のライフサイクルの発達課題として，社会へ向けての旅立ちをあげることができ，人はそれぞれの仕方で旅立つ。この時点が統合失調症患者にとって危機となることは，第Ⅱ部〔27頁参照〕ですでに述べた。すなわちもともと自己の成立不全を病理としてもっている彼らが，自己の確立を迫られて追い詰められ，発症に至る。笠原[23, 24]は，彼らに特徴的なこの発病時の状況を，周囲の世界への「合体」〔156頁参照〕をテーマとするうつ病者との対比から，「出立」という概念でとらえた。これは，周囲の世界との折り合いや「合体」を試みることなく，一気に何かを求めて「出立」しようとすることを指す。同様のことを吉松[25, 26]はより平易な言葉，すなわち「巣立ち」（主に男性）と「巣作り」（主に女性）という概念で説明した。2症例の場合も，「裕福になる」こと，社会人として自立した生活をすることを目指して一気に「出立」しようとしたが，彼らはそれに失敗し，妄想は「出立」を阻まれるという内容をとったものと思われる。すなわち「兄嫁に意地悪をされる」，「仲間や上司に職場をやめさせられる」といった，ごく一般的な被害関係妄想である。

■50歳を境にした妄想テーマの変遷――「出立」から「故郷回帰」へ

ところで2症例においてこのテーマは，その後長期間続いた。K子では，「出立」のテーマを基盤にして，妄想を戦後の日本の「裕福な生活」の象徴である「アメリカに行く」という内容に発展させながら45歳に至ったようである。A氏ではその後，「出立」を阻む者として家人が加わったが，妄想それ自体はK子ほど発展せぬまま50歳前後に至った。しかし2症例においては，50歳前後から妄想の内容，およびそのもつ意味が変化してきた。K子では，まずは「アメリカ」（裕福な国，天国）と対立する意味で「日本」（乞食の国，地獄）が登場し，次に両者はK子にとって「居場所として」存在してほしい場所となった。そのとき妄想の基底に「流されている」こと，「アメリカでも日本でも死ねない」ことへの苦悩や不安が存在していた。A氏では，「病院からシャットアウトされる，家にはもうお金がない」という内容の妄想へと変化し，それらは「病院から追い出されてしまう」という不安を反映していた。

以上より2症例ともほぼ50歳を境にして，妄想のもつ意味が「出立できないこと」から「帰る場所がないこと」へ，すなわち「出立」から「故郷回帰」の問題へと変化したことが指摘できる。このようにみると，2症例にみられた妄想のもつ意味の変化は，年齢的にも方向的にも日本人のライフサイクル上のテーマの変遷とほぼ一致しているといえよう。

■現実の不安と妄想

しかし2症例のような長期入院患者の場合，多くは先に述べた「第1の故郷」を喪失していると同時に，それに代わる「第2の故郷」に相当する「居場所」や経済的な基盤も築き上げてきていない。まさに市橋[27]が指摘した「根無し草」の不安をもつよ

うな状況におかれる。K子が繰り返し自殺念慮をいだき，A氏が自殺企図に至った経緯からは，このような「乗り越えられない」問題への直面が彼らにとってきわめて大きな苦痛と不安を伴うことを示唆する。その後形成された「流される」，「シャットアウトされる」などの妄想の出現とともに，両者とも病状が安定したことをみると，たとえ妄想内容は深刻であっても，患者はこの時期，現実世界において解決不可能な問題を妄想の形に加工せざるをえなかったのであろう。

■「第3の故郷」——「無条件でいてよい居場所」の希求

ところでK子は現実の故郷のなさを，「アメリカにも日本にも，面倒をみてもらえない」という形で表現した。その際のアメリカや日本は，大統領や皇后陛下によって「全面的に面倒をみてもらえる」場であり，母性的な雰囲気をもった「無条件でいてよい居場所」であると思われる。これは患者が現実には得ることのできない（健常者の）「第1もしくは第2の故郷」の代償物であり，いわば「**第3の故郷**」ともいえるものなのであろう。同様にA氏の場合は「母親の墓」に「第3の故郷」をみたようである。

このように，長期入院患者が究極的に求めるものは，ここでいう「第3の故郷」に象徴される「無条件でいてよい居場所」の可能性がある。同様の現象は山科[11]や城井ら[28]によっても報告され，詳しく考察されている。

3 地域で暮らす病者のライフサイクル

それでは，長年地域で暮らしている患者の場合のライフサイクルは，どのようにみればよいのであろうか。ここでは，かなり激しい被害的内容の幻聴と被害妄想を持続的にもちつつも，家族に庇護されながら暮らしてきた症例をみてみる。

1 症例提示

●症例● **症例 B 氏**〔文献 29 より一部改変して掲載〕

〈生活史〉

B 氏は大都市に住む会社員の家庭に生まれた。同胞には姉が 1 人おり現在は結婚して地方で生活している。父親は厳格な性格，母親は過干渉，B 氏自身はおとなしく自己主張の目立たない性格傾向であった。彼は高卒後，大学受験を試みたが 3 回失敗した。

〈現病歴〉

●発病から 40 歳代まで

3 回目の受験前（20 歳時）より，B 氏には「周囲の人が馬鹿にしている」などの被害妄想と，「能なし」という幻聴が出現した。そのため B 氏は「馬鹿にされぬためにも大学進学は諦められなかった」という。21 歳時より B 氏は自宅に閉居，この時期に精神病院にて統合失調症の診断を受けて薬物精神療法が開始された。両親は B 氏に大学受験を諦めるよう説得したが，B 氏は「大学を諦めたら皆から一生馬鹿にされ，立つ瀬がない」と進学に固執した。さらに「馬鹿なこと（妄想）を言わず，現実を見ろ」と非難し続ける両親に B 氏は当たり散らし，「親は僕の苦しみを全然わかってくれない」と両価的感情を激しく表出した。結局 B 氏はさらに 2 回の大学受験を試みた。

22 歳以降，B 氏は外来通院以外をほとんど自室で過ごしていた。外来カルテには当初と同じ幻聴と妄想の内容，および大学受験への希望のみが単調に記載されている。

●50 歳以降の B 氏

しかし 45 歳時より幻聴，妄想の表現に変化が生じ，「家から出て行け，町から出て行けと両親や隣人に始終言われる」と述べ，居場所のなさを訴え始めた。また 50 歳ころより「終の棲家が欲しい」，「誰にも邪魔されずに住める田舎暮らしをしたい」とも述べた。

55歳時，実際にB氏は親がB氏のために貯蓄していた貯金を使い，郡部に売り出されていた一軒家を購入した。このときは母親が強く反対し，この田舎暮らしの計画は実現しなかった。その後母親が病死，B氏は再び一軒家を購入して田舎で1人暮らしを始めた。現在B氏は，「夜になると庭に誰かがやってきて，何でここへ来たんだと言われます。でも隣の窓から始終直接言われるわけではないので楽です。買い物へ行っても，もともとよそ者なので無視をしてくれているようです」と語っている。そして面接ごとに「何を言われても僕の家なのだから，これでいいのですよね？」と主治医に確認している。

症例 症例D子 〔文献29より一部改変して掲載〕

〈生活史〉

第Ⅳ部（145頁）にも提示した症例である。D子は教師の家庭に誕生し，同胞はいない。生来おとなしく無口であった。高校卒業後「親の期待を背負って」教育学部を受験したが失敗，地元の会社の事務職に就いた。この時期父親は地元の中学校の校長を勤めており，彼女は仕事仲間よりしばしば「なんで教師にならなかったのか」と問われたという。

〈現病歴〉

●発病から40歳代まで

就職2年後（20歳時），D子には「教師のなりそこない，できそこない」という幻聴と，「町中の人が馬鹿にする」という被害妄想が出現した。そのため彼女は突然会社に辞表を提出して自宅に閉居した。両親が心配してD子の部屋に入ると激しく抵抗，その後2年間，両親は「腫れ物に触るように」D子に接していたという。D子はそのような両親に対し「私のことなど何もわかってくれない。あんたたちも私を馬鹿にしている」と述べた。22歳時，統合失調症の診断のもと外来治療が開始された。以後D子は自宅で過ごし，家事手伝いをしていたが，上述の内容の幻聴と妄想は持続し，カルテにも毎回同じ表現が単調に繰り返されている。

●50歳以降のD子

47歳時，D子は「父も母も70歳を越えました」と主治医に述べ，約半年後には「国外へ出ろ」，さらに約1年後からは「国技館へ行け」という幻聴に悩まされ始めた。また家事の合間に「楽しみにしていたテレビを見ようとすると，誰かに眠らされる」という被害妄想も出現，54歳ごろからは，「家から私を追い出そうと，生活の邪魔をしてくる者が多い。家事がのろいから国外へ追われる」と語るようにもなった。「国技館」に関しては，「父がいつも相撲は国技だと言っている。私が国技館で日本人かどうか試されるのでしょう」と語った。この種の幻聴と妄想は両親との食事中には消失し，これについては「父が主なので（声の主は）父の前では遠慮しているのでしょう。私は父や母のようにちゃんと生きていないから，この家はいてよい場所ではないのです。外国でも日本でも何でもよいから，『誰にも何にも言われずにいてもよい所』が欲しい」と述べた。この種の幻聴と妄想は現在まで続いている。

2　晩年の統合失調症患者は現在住んでいる「家」を どのようにみるか？

■ 50歳を境にした妄想テーマの変遷──「出立」から「故郷回帰」へ

　この2症例においても，50歳前後を境に妄想の主題の変遷が認められた。すなわち発症当初の「大学進学」や「教師になる」などの「出立」にまつわる主題から，「家や町から出て行けと言われる」，「『国外へ出ろ』と言われる」といったものに変化し，同時に患者は「終の棲家が欲しい」，「『誰にも何にも言われずにいてもよい所』が欲しい」などと述べた。このことは，社会に住み続けた統合失調症患者においても，妄想主題が「出立」から「故郷回帰」へ変遷しうることを示唆する。

■「第2の故郷」を築きにくい心性

　しかし長期入院患者と異なる点は，彼らには「第1の故郷」も「第2の故郷」も一応存在している点である。とりわけ提示した2症例には，法的にも相続できる「家」や財産がある。それでもなお2人とも「出て行け」という幻聴に苛まれ，D子は「この家はいてよい所ではないのです」と述べていた。たしかにこのような幻聴を述べ続ける患者は少なくない。このようにみると，統合失調症患者はたとえ地域に住み続けていたとしても，心理的に「第2の故郷」を築くことが困難なようである。

　ここでは彼らの精神行動特性の1つ，健常者を「超正常者」と見る現象〔135頁参照〕が注目されよう。彼らは人生を振り返る際にも超正常者像に呪縛されているようである。D子の「私は父や母のようにちゃんと生きていないから，この家はいてよい場所ではないのです」はその1例といえよう。D子にとって家は，「ちゃんと生きてきた（超正常者として生きてきた）場」という条件を満たさなければ，最終的な居場所にならないのであろう。

■「第3の故郷」──「無条件でいてよい居場所」の希求

　さらに注目されることは，彼らの故郷性である。彼らもまた長期入院患者と同様に「無条件でいてよい居場所」を求め，そこに「帰っていく場所」をみていたようである。B氏は田舎に「無条件でいられる場所」を実際に確保し，そこは「何を言われてもかまわない」所であった。D子は晩年，「誰にも何も言われずにいられる所」を求め続けた。

　このようにみると，彼らにとって現在住んでいる「家」は，たとえ法的に自分のものではあっても「第2の故郷」にはなりえず，「第3の故郷」を求めての旅を続ける可能性がある。B氏が田舎に一軒家を購入した行動はそれを物語る。またたとえ2症例のような言語化はなくとも，「第3の故郷」に象徴される無条件でいてよい居場所（帰っていく場所）を求める患者はかなり存在すると思われる。

4 統合失調症患者が求め続けるものは何か？

1 「無条件でいてよい居場所」をめぐって

■ 統合失調症患者にとって「無条件でいてよい居場所」とは

　長期入院患者，地域に住み続けた患者ともに，晩年の彼らは「無条件でいてよい居場所」を求めるようであった。それは，第Ⅳ部までに述べてきたことと合わせて考えてみると，自己の成立不全をとりたてて問題化しなくともすむ場所であり，したがって「自分とは何か」を他者からも問われなくともすむ場所といえる。「全面的に面倒をみてもらえる」という点では，自己の統合がなされていなくとも許される（ないしは守られる）場所であり，時間の連続性がなくとも「生かせてもらえる」場所である。そこでは「オモテ」と「ウラ」の区別など必要なく，純粋無垢でいられ，誰に「明け渡して」も安全な場所である。他者からの要求に必ずしも「応えなければならない」わけではなく，淡い幻想そのものを生きることができる。当然そこには諍いはなく，闘いを実践していけば皆から認められ，ことさらに「巧みな少数者」とならずとも問題なく人生を歩める場所である。

■ ライフサイクルと「無条件でいてよい居場所」の希求先

　しかし現実にはそのような場は存在しない。先に筆者は，発症時の彼らの主題が「出立」であることに触れたが，彼らが目指す「出立先」もまたこのような場であると思われる。すなわち彼らはライフサイクルのいかんにかかわらず，「無条件でいてよい居場所」を求め続けているといえる。ただしそれが「出立先」なのか「回帰先」なのかはライフサイクルの段階に影響され，その転回点がわれわれ一般人と同じく50歳前後なのであろうということである。

■ 統合失調症患者の故郷性とは

　ところでこのような居場所はわれわれも求めたくなる。しかしわれわれは，たとえそれを求めたとしてもそれが現実にはありえないことを知っている。あるとすれば，それは自分だけの空想の世界，ないしは「ユートピア」，晩年になれば（究極の故郷としての）「あの世」がそれに相当するのであろう。しかし統合失調症患者はあくまでもこの現実にそれを求めている。おそらくそれが淡い幻想〔129頁参照〕という，彼らの

精神行動特性となって表れてくるのであろう。先に提示したM氏〔77頁参照〕は、「まとめ役」としてつつがなく生きられ、駆け引きもなくある程度人の上に立つことが許されるような世界を現実に求めていたのであろう。K子は「面倒をみてくれる」場所をこの世に求め、そこに帰ろうとしたのであろう。

われわれは、統合失調症患者があくまでも「この世」にそのような世界を求め続けていることをまず押さえておくべきであろう。とくに50歳以降は、「完全に守られる場所、守ってくれる人のいる場所、無条件でいてもよい場所」を帰る所として「諦めることなく」現実世界に求める傾向をもつことを知っておくことであろう。ここに統合失調症患者のもつ故郷性をみることができる。

2 「無条件でいてよい居場所」が存在しないと知ったらどうなるか？

　統合失調症患者であっても、われわれ同様このような居場所がないことに気づかないとも限らない。しかしこの気づきは彼らにとって大きな危機となる。周囲から無理やり気づかされるような対応をされたときも同様である。

■「無条件でいられなくなった」とき発病する

　「出立先」としてのこのような居場所の否定は、発症と結び付く。彼らは他人との折り合いなしにこのような世界の獲得を一気に実現しようとして、「帰るべき故郷もないままに」[30]それまで守られていた家庭（第1の故郷）から出立する〔47頁参照〕。「無条件でいられなくなった」彼らは、自らそのような人間関係を拒むか、無条件でいられるがごときの妄想（多くは、本来無条件でいられるはずなのに、それを妨害されているという形をとる）をいだくか、どちらかの道を選択するようである。前者は**破瓜型**に多く、後者は**妄想型**に多いであろう。このような彼らの世界はわれわれ一般人には了解しがたいことが少なくない。われわれは、「なぜ、現実の人間関係の中で（まともに）努力しないのか」といった目で彼らを眺めがちになる。彼らは必然的にわれわれの「冷たい視線」に晒され、孤立無援となっていく。この孤立無援がさらに彼らの人間不信をまねき、彼らはいっそう「自閉的」になったり（**破瓜型**）、**荒唐無稽な妄想**を構築したりする（**妄想型**）[31]。

■「無条件でいてよい居場所」に帰れないと知ったとき

　晩年の彼らの「故郷回帰」のほうはもっと切実な問題のようである。長期入院患者の場合、その多くは両親を喪失し、たとえ「第1の故郷」があったとしても、代替わりして帰れる場所ではない。「第2の故郷」に関しては、それを築かぬまま晩年を迎えてしまう[10, 11, 28]。それに直面することは、上述のように多大な苦痛となる。したがって晩年に至っても、妄想の中にこの課題を封じ込めることで苦痛を軽減するようである。ないしは、幻想的に自己を同一化させながら生きることで苦痛を回避するようである。それであるからこそ、われわれは晩年の彼らの妄想や幻覚の内容にいっそう注

意を向ける必要がある。長期入院中の患者の中には，妄想世界においてたとえば患者自身が「神」や「天皇陛下」，さらには「宇宙を司る者」になる者もいる。彼らの場合，先にも述べたようにすでに故郷との決別を体験し，それ以後誇大的になり，「司る存在」であり続けることによって現在自分の身をおいている場を「無条件でいてよい居場所」とさせている可能性もあろう。

■ 児戯的な姿の背景にあるもの

妄想が形骸化された患者の中には，しばしば面接場面で児戯的な印象を与える者がいる。彼らの中には実際よりも若い年齢を答える者も多い。彼らの場合，リュムケをはじめとする諸家[32,33]が指摘している「時間が停止している現象」や，宮本[34]がいう「過去，現在，未来と連なる時間性をしだいに失い，現在のみに限局して生きる傾向」が認められることが多い。このような症例では，「限局した今」を生きることで直面すべき「故郷回帰」のテーマを背景に退かせることもできるのであろう。さらに児戯的になること自体，現実において「子どもとして守られ，居場所を保証される」場所が形成されることへの一助となっている可能性がある。このような患者の姿は**施設症**〔108頁参照〕の影響を無視できないが，その基底に「故郷回帰」の課題も存在しうることを忘れてはならないであろう。

なお「無条件でいてもよい居場所」，ないしは「終の棲家のなさ」の問題は，患者から直接語られることはほとんどない[10,11]。ちなみに，この問題を直接語るときには，相互の信頼関係が相当の程度確立されているとみてよいかもしれない。

5 ライフサイクルと精神科リハビリテーション

1 病棟内の対応

1) 病棟は最終的な居場所にならない

　慢性期の患者の集まった病棟に長く身をおくスタッフは，患者に対して「このまま一生病棟にいてよい」ような感情をいだくことがある。とりわけ「帰る場所」の見いだせない晩年の患者には，このような「情」をもちたくなる。しかし，当の患者にとって病棟は「終の棲家」にはなりにくいようである[10, 28]。先にも述べたように，荒唐無稽な妄想，退行した児戯的な姿も，病棟を「終の棲家」とするために払う代償である可能性がある。すなわち彼らには「病棟が終の棲家になりえない」がゆえの不安が存在していることを十分認識しておく必要がある。このような患者に対しては，そのような不安に共感しつつも，常に彼らの求める「第3の故郷」はこの世にはないという前提に立って接していく必要がある。そのうえで，彼らをして「この程度ならば安心していられるであろう」場を患者とともに模索する姿勢が，晩年を迎えた長期入院患者の精神科リハビリテーションの基本になると思われる。

2) 慢性期患者の特徴的な行動をどうみるか？

　前述の病状のみならず，晩年に達した長期入院患者のいくつかの行動の背後にも，「病棟を終の棲家にしたい」という願望を想定できるものがある。たとえば，普段は「無為・自閉」が目立つにもかかわらず配膳は熱心に行う者，医師の肩をしきりに揉みたがる者，散策の帰りにジュースなどの「お土産」をスタッフに買ってくる者，いずれも「終の棲家の保証を得る」ための行為ともみることができる。われわれはこれらの行為を（病棟規則に従って）拒否することも，漫然と受け入れることも避けねばならない。彼らの居場所を獲得することを長期目標に据えたうえで，臨機応変にこれらを遠慮するか受け入れるか，考えていく必要があろう。

3）病棟の落とし穴とは？

　慢性期の患者の多く集まる病棟は，一見ゆっくりとした時が流れ，それは晩年に至った患者にとっても平穏無事な時空間のように思われる。しかし先〔128頁参照〕に述べたような突然の自殺や病状の悪化は予想以上に起こる。病棟内の目に見えぬ力動関係が，患者を「無条件でいてもよい居場所」のなさに直面させることがある。長年音信不通であった親族との面会[28]や，親族の死亡などのライフイベントもまた同様である。いずれも彼らにとっては乗り越えられぬ問題であることが多い。

　さらに病棟の1日のリズムの中にもいくつかの特殊な時空間が存在しうる。城井ら[35]はスケジュールが豊富な病棟において，「朝の目覚め」後のひとときのロビーが「寛げる時空間」となり，そこにおいてのみ患者の中に**カイロス的時間**〔49頁参照〕が戻ること，それによって精神病症状が消失したり，逆に不安が増大したりすることを指摘した。このような時空間は毎日存在するものである。もし患者がこのようなひとときに「無条件でいてもよい居場所」のなさに直面すれば，当然不安は増大するであろう。このような患者の中には，眠りを伸ばすことによって対処している者もいるかもしれない（当然睡眠薬の投与量は増大する）。われわれは常にこのような視点で彼らの入院生活に目を配る必要がある。

2　退院の際の対応

1）家族のもとへ退院する場合

　晩年を迎えた長期入院患者の中にも，きょうだいをはじめとする家族のもとに退院する場合がある。その際われわれは，彼らに，そこがあたかも「第3の故郷」であるかのごとき幻想をいだかせないことが重要である。とりわけ患者が遠く離れた郷里へ帰ることを希望するような場合には注意が必要となる。その際の郷里とは，本人にとって幼少時の「第1の故郷」の思い出の世界，現在も将来も「全面的に面倒をみてもらえる『第3の故郷』」となり，われわれもまたその幻想を共有しかねない。実際に郷里に帰った患者は，そこが「第3の故郷」でないことにまもなく気づく。そのときはもう長年過ごした病院から遠く離れ，孤立無援の感覚に圧倒される。このようなときに病状の悪化や自殺は起こりやすい。

2）地域で単身生活をする場合

　この場合も，彼らにとっての「居場所」がどこにあるのか，すなわちそれが生まれ育った町なのか病院の近くなのかを慎重に考えなければならない。筆者の経験では，M氏のように病院を「故郷のようなもの」と考え，病院の近くに家を借りることを希

望する者も少なくない。たとえキーパーソンとなる家族が地元にいたとしてもである。

3 地域で生活している患者への対応

1) 自宅をもっている場合

　第3章に提示したB氏やD子のように，家や財産を相続できる場合（この両氏の場合，妄想は存在するが，現実検討能力はかなり残され，自活能力も相当存在する）でも，統合失調症患者には，そこが「無条件でいてよい居場所」になりにくい特徴がある。彼らの故郷性を考えれば，われわれがいくら「あなたの家だから大丈夫」と説得しても彼らがなかなか納得しないことは想像できるであろう。上述のようにD子の「私はちゃんと生きてこなかったから」という言葉にその一因を見いだすことができる。まずわれわれは，彼らの健康観，すなわち「**超正常者像**」の是正と，「無条件でいられる場所が誰にもないこと」を認識させる努力を忍耐強く行っていく必要があろう。同時にそれは，彼らが現実に即した「安全感」を獲得する道にもつながることと思われる。

2) 同胞をはじめとする家族と同居している場合

　この場合は，同胞に庇護されながら生活していることが多い。ここで重要なことは，家族と良好な関係を結び，現在の居場所が「とりあえずの居場所」として「安全感」を得られるようにすることであろう。第Ⅳ部に提示したA子〔83頁参照〕やS男〔85頁参照〕でみられたような諸問題の解決が重要な意味をもつ。さらに，**家庭症**〔108頁参照〕のような現象がみられている場合には，患者自身の真の苦悩が語られにくい可能性が高い。たとえ患者が家族に自己の存在を明け渡し，あたかも天真爛漫に生活しているようにみえても，その影に家庭が「無条件でいてよい居場所」ではないことへの不安をかかえている可能性があることを察する目が必要となろう。

3) 借家で単身生活を行っている場合

　ここでは収入源が大きな意味をもつ。ただし晩年の統合失調症患者の多くは，すでに「**隠居**」の年齢に達している。隠居とは定年後の老人を指す言葉であるが，広い意味では仕事や生計の責任者であることをやめ，好きなことをして暮らす人，ないし暮らすことを指す。晩年に達した患者の場合，もう世間的に隠居が許される年齢になっていることは大きな意味をもつ。一般に晩年における彼らの状態像が静穏化される傾向にあるのも，このこと（仕事をしなくても無条件で許される）が一因として考えられるかもしれない。M氏の場合も「60歳に達したこと」が地域における生活の安定につながっていた〔81頁参照〕。「隠居」という事態を受け入れることは，「人生この程度

でよいのだ」という諦念と,「とりあえずの居場所」の確保で「満足してよいのだ」という一種の余裕を生み出すことにもつながろう。

　しかし晩年に達した彼らにおいても,やはり「超正常者像」への呪縛は存在する。「ほかの人と違って,私はきちんと仕事をしてこなかった」という負い目が,「隠居する資格もないのではないか」といった懸念を彼らに呼び起こしたりもする。いかに「隠居」という事態を受け入れさせるかが,精神科リハビリテーションの焦点の1つになろう。

　いずれにしても,われわれは統合失調症患者のライフサイクルに応じ,彼らが求めているものの本質とその求め先を十分に理解したうえで,彼らの現実生活を支えていく具体的な方法をそのつど生み出していくことが必要なのであろう。

●引用文献

1) Bleuler, M.: Krankheitsverlauf, Persönlichkeit und Verwandtschaft Schizophrener und ihre gegenseitigen Beziehungen, Thieme, Leipzig, 1941.
2) Müller, Ch.: Über das Senium der Schizophrenen, S. Karger, Basel, 1959.
3) 永田俊彦, 広沢正孝：慢性期症状. 松下正明ほか（編）：臨床精神医学講座, 2巻, pp.375-388, 中山書店, 1999.
4) Minkowski, E.: La schizophrénie, Brower, Paris, 1953. 村上 仁（訳）：精神分裂病, みすず書房, 1954.
5) Bleuler, M.: Die schizophrenen Geistesstörungen im Licht langjähriger Kranken u. Familiengeschichten, G. Thieme, Stuttgart, 1972.
6) Janzarik, W.: Schizophrener Verläufe, Springer, Berlin, 1968.
7) Mayer-Gross, W.: Über das Problem der typischen Verläufe. *Z. Gestamte Neurol. Psychiatr.*, 78:429-441, 1922.
8) 永田俊彦, 広沢正孝：分裂病の自然史試論. 臨床精神医学, 21:1007-1012, 1992.
9) 宇野昌人：老年期の精神分裂病と分裂病様状態. 老年精神医学, 3:300-309, 1986.
10) 広沢正孝, 大槻徳和：長期入院分裂病患者の老化と妄想テーマの変化—出立から故郷回帰へ. 市橋秀夫（編）：分裂病の精神病理と治療, 7巻, pp.101-124, 星和書店, 1996.
11) 山科 満：「自分には家庭がある」という妄想について—晩年の分裂病者にみられる「家庭保有妄想」. 臨床精神病理, 21:215-224, 2000.
12) 塚崎直樹：「家族が面会に来ている」という妄想について. 精神科治療学, 12:1197-1203, 1997.
13) 永田俊彦：中年期・老年期の精神分裂病. 木村 敏, 松下正明, 岸本英爾（編）：精神分裂病, pp.681-687, 朝倉書店, 1990.
14) 大森健一：老年期. 横井 晋, 佐藤壱三, 宮本忠雄（編）：精神分裂病, pp.201-223, 医学書院, 1975.
15) Erikson, E.H.: Identity and the life cycle, International University Press, New York, 1959. 小此木啓吾, 小川捷之, 岩田寿美子（訳）：自我同一性, 誠信書房, 1973.
16) 細木照敏：青年期心性と自我同一性. 岩波講座, 精神の科学6, pp.180-209, 岩波書店, 1983.
17) 河合隼雄：概説. 岩波講座, 精神の科学6, pp.1-54, 岩波書店, 1983.
18) 桑原武夫：論語, 筑摩書房, 1982.
19) Bollnow, O.F.: Mensch und Raum, Kohlhammer GmbH, Stuttgart, 1963. 大塚恵一, 池川健司, 中村浩平（訳）：人間と空間, せりか書房, 1977.
20) 小木貞孝：フランスの妄想研究, 金剛出版, 1985.
21) Kato, S., Reich, M., Lifton, R.J.: Nihonjin no Shiseikan, vol. 1, 2, Iwanami Shoten, 1977. 矢島 翠（訳）：日本人の死生観（上・下）, 岩波書店, 1979.
22) 鯖田豊之：生きる権利・死ぬ権利, 新潮社, 1971.
23) 笠原 嘉：内因性精神病の発病に直接前駆する「心因要因」について. 精神医学, 9:403-412, 1967.
24) 笠原 嘉：精神医学における人間学の方法. 精神医学, 10:5-15, 1968.
25) 吉松和哉：遅発性分裂病の精神病理学的考察. 土居健郎（編）：分裂病の精神病理, 16巻, pp.191-217, 東京大学出版会, 1987.
26) 吉松和哉：入院治療. 精神医学, 20:1048-1055, 1978.
27) 市橋秀夫：比較行動学的見地よりみた精神分裂病の精神病理—ナワバリ行動障害の問題を中心にして. 精神経誌, 81:587-605, 1979.

28) 城井正憲, 広沢正孝：長期入院中の慢性統合失調症患者における「出立」主題について—音信不通であった親子の面会の与えた影響から. 臨床精神病理, 25:3–16, 2004.
29) 広沢正孝：妄想内容の変化とライフサイクル. 臨床精神病理, 25:119–128, 2004.
30) 吉松和哉：分裂病の精神力動と母性性. 安永 浩（編）：分裂病の精神病理, 6 巻, pp.97–126, 東京大学出版会, 1977.
31) 広沢正孝, 上田雅道, 永田俊彦：世界的規模の妄想世界をめぐって—家族に対する両価的感情を端緒として. 永田俊彦（編）：精神分裂病, 臨床と病理, 2 巻, pp.85–112, 人文書院, 1999.
32) Ehrentheil, O.F., et al.: Does time still for some psychosis? *Arch. Psychiatry*, 3:25, 1960.
33) Rümke, H.C.: Über alte Schizophrene. *Schweiz. Arch. Neuro. Neurochri. Psychat.*, 91:201–210, 1963.
34) 宮本忠雄：精神病理学における時間と空間. 井村恒郎ほか（編）：異常心理学講座 X, 精神病理学 4, みすず書房, 1965.
35) 城井正憲, 広沢正孝：長期入院中の慢性分裂病者における「朝の目覚め」. 治療の聲, 3:81–88, 1999.

第VI部

おわりに

本書を利用する際に，気をつけなければならないことは何か

　本書では，統合失調症患者の精神行動特性を具体的にあげた。これは精神科リハビリテーションの幅広い現場で，よくみかけられる彼らの特性である。その特性が患者にとって，ないしは統合失調症という疾患にとって，どのような意味をもつのかを把握しておくことこそが，適切な精神科リハビリテーションを行ううえで肝要なのであろう。本書では，各精神行動特性を，これまでのわが国の研究を取り入れながら筆者なりにまとめてみた。ただし，これをもとにして，いざ統合失調症患者のリハビリテーションを実践する際に，ぜひ気をつけていただきたい点がある。最後にそれを記述しておく。

1 統合失調症患者の個々の現象はいくつかの精神行動特性から説明できる

■ 本書で示した精神行動特性は，どのような考えから生まれたものか

　本書では，まず統合失調症の基本的な知識を第Ⅱ部，第Ⅲ部で提示した。これはあくまでも，精神科リハビリテーションを行うにあたり必要となる知識の抜粋であり，筆者なりの疾患や患者の解釈である。ただし，これをもとに精神行動特性を考えると，今まで読者が実践してきたリハビリテーションの実践方法に，読者自身，なんらかの意味づけができるのではないかと思われる。さらにリハビリテーションの実践場面で，眼前の患者がとる「摩訶不思議な言動」が少しでも理解され，それらへの対応マニュアルが，読者の「こころの中」に育つことも期待される。

　本書ではさらに，このマニュアルがより適切なものになるよう，統合失調症患者が求める究極の世界と思われるものを，第Ⅴ部に記述した。この点に関しては，さらなる説明と考察が必要と思われるが，たえずそこに記したことに立ち返って，眼前の患者に接することによって，長期展望をもった接し方が可能になってくると思われる。

　本書で示した統合失調症患者の精神行動特性とは，あくまでもこのような視点から生まれたものである。

■ 同じ現象を，別の精神行動特性として表現することも可能である

　本書でも，繰り返し記載してきたように，各行動特性同士は独立したものではなく相互に関連し合っている。さらには眼前の行動が，提示した精神行動特性のいくつかにまたがっていることもあろうし，そのいずれとも決めかねることもあろう。したがって，例示した患者の言動に対して，筆者が選んだ精神行動特性は1例にすぎないことを理解していただきたい。まして，1つの現象に1つの精神行動特性を機械的，操作的に対応させようとすることは避けていただきたい。

■ 症例より

　たとえば，先に提示した24歳の独身女性J子の場合を，もう一度みてみる。

●症例　**J子**〔110頁参照〕

　J子は，17歳時に統合失調症に罹患した女性であった。現在，幻覚・妄想や不安感はすでに消失し，若干の人格水準の低下は否めないが，病状自体は安定している。23歳時，それまで両親と3人で暮らしていた自宅の隣に祖母が引っ越してきた。母親と祖母とは

> 以前より折り合いが悪く，J子は，母親と祖母の両者から相手の悪口を聞かされ，「どちらの味方をすればよいかわからず」混乱した。さらにJ子の将来についても，母親と祖母が頻繁にアドバイスを与え，しかも双方の見解が異なり，「どちらの言うことを聞いていたらよいのかわからず，ひどく疲れて」しまった。

　筆者はここにみられるJ子の精神行動特性を，「迷いやすさ」として提示した。しかしそこには，相手に適当に合わせ，時には本音と違った「嘘」をつきながらうまく生きていくことのできない彼女の姿，すなわち「嘘をつけない」という別の精神行動特性をみることもできる。さらにどちらかに完全に合わさなければならないという悉無傾向をみることができるかもしれない。

■ **重要なことは，精神科リハビリテーション上，有効な対応ができること**
　いくつかの解釈が可能であっても，それが患者のもつ病理の本質からそれていない限り，いずれも有効と思われる。ここで重要なことは，どの解釈が，現在目の前で生じている課題に対して有効な策を提供しうるかという視点である。J子の場合は，「迷いやすさ」から生じる極度の疲労に対応すべく，とりあえず避難入院の道を選択した。その他の側面に関しては，その後の治療にゆだねることにした。このような視点は，まさに精神科リハビリテーションにおいて重要視されている評価，計画と結び付いたものである。

2 統合失調症患者の精神行動特性はほかにも存在しうる

■ たとえば，病棟内の「困った患者さん」の場合

　いずれの精神病院においても，長期入院中の慢性期の統合失調症患者の中には，いわゆる「困った患者さん」と称される一群が存在すると思われる。このような患者は，筆者が本文中で提示したような，素直，純粋無垢といった形容，「嘘をつけない」といった精神行動特性からは，ほど遠い印象がもたれるかもしれない。とりわけ現場で毎日の生活を支えている病棟看護師からは，「何を言っても効き目がない」，「暖簾に腕押し」，場合によっては「根が曲がっている」などの評価を受けたりもする。

　このような評価に関しては，できる限り公平な解釈が必要である。そのためにも本書では，各精神行動特性が「どのような評価を受けるか」といった記載を行ってきた。しかしこのような評価の中にも，むしろいわゆる精神行動特性そのものとして取り上げてもよいものが存在するであろう。たとえば上述のような患者が多数みかけられる環境においては，「何を言っても効き目がない」，「暖簾に腕押し」こそが，統合失調症患者の精神行動特性である，といった見解をもたれるかもしれない。

■ 精神科リハビリテーションの場や職種に適した精神行動特性リストが必要

　先にも述べたように，本書の目的は，精神障害者にかかわる各人が，自分自身の対応マニュアルを作る際の核を提供することである。したがって各人の中に，各人の精神行動特性の一覧表のようなものができあがることが望ましい。そのリストにおいては，今回提示した特性がすべてではない。

　精神科リハビリテーションの実践現場は，今日非常な広がりを見せている。各現場で，それに適したリストができあがってもよいとも思われる。また今日では，精神科リハビリテーションに携わる職種もきわめて広がっている。職種ごとに，より適切な精神行動特性リストをもつことも重要なのであろう。上に述べた「困った患者さん」も，医師が見る目と，看護師が見る目，病院管理者が見る目とでは，多少とも異なっている可能性があるからである。

■ 重要なことは，精神行動特性の本質をつかむこと

　しかし，ここで重要なことは，リストアップした精神行動特性の本質に迫ろうとする各人の姿勢である。もしそれがなければ，各人がリストアップした精神行動特性は，他のスタッフと共有できないものとなってしまう。

本書では，その本質をつかむことができるような解説を，可能な限り行ってきたつもりである。常にここで述べたような，病理の本質をめぐる考察が試みられれば，スタッフ間のコミュニケーションは十分に可能になると思われる。またそれぞれの治療環境，リハビリテーション環境を越えた，スタッフ同士の会話，戦略の作成も可能になると思われる。

3 本書に記載した精神行動特性は統合失調症患者以外にもみられる

■ 同じような精神行動特性は，他の障害にもみられる

　最後に，書き加えなければならないことは，本書で提示した1つ1つの精神行動特性が，統合失調症以外の精神障害においても認められることである。逆に言えば，本書で提示した精神行動特性が認められれば，それで統合失調症であるといった誤解があってはならない。

　精神科リハビリテーションの対象となる精神疾患の代表は，統合失調症であるが，たとえば長期入院患者，デイケアメンバーの中には，広汎性発達障害（小児自閉症），とりわけ高機能自閉症といわれている者が混在している[1]。また長期入院および長期外来通院の患者の中には，統合失調感情障害（いわゆる「非定型精神病」のかなりの部分がこれに含まれる）の患者が存在している[2]。これらの患者は，今回提示した精神行動特性をかなりもっている。またそのためもあってか，統合失調症という診断のもとに治療やリハビリテーションが行われていることも稀でない。ここで重要な点は，たとえ同じような精神行動特性をもっていたとしても，患者にとってその意味するところが，疾患ごとに異なる点である。

■ 他者への「明け渡し」をめぐって──高機能自閉症の青年の例

　ここで，他者への「明け渡し」（自己譲渡）という精神行動特性を例にとる。

> ● 症例　C男の場合
>
> 　17歳の青年，C男が外来を受診してきた。彼は「高校の友達が僕のことをいじめに来る」と恐怖に怯え，幻覚・妄想状態にあった。2週間後，彼が語ったところによると，「僕はいつも友達の言いなりになってしまう。自分がなくて友達の意見を鵜呑みにしてしまう。これをしろと言われれば，これをする。あそこに行けと言われればあそこに行く。カバンを持てと言われればカバンを持つ。相手が○○をすると言えば，自分も○○をすると言う。でも皆僕を邪魔者にする。しつこいと言う。ものすごくいじめられて怖くなってしまった」とのことである。そのように語りながらC男は，この時期すでに外来の他の患者に不用意に近づき，多くの患者から「他人の真似をするな」，「しつこい」と言われていた。彼の場合，そのほかにも自分の全存在を他者へ「明け渡す」ような姿勢が随所にみられることがわかった。C男は生育史より高機能自閉症が強く疑われた。

■ 同じ「明け渡し」でも，自己の成立不全との関連が見いだせない

統合失調症患者の場合，その基底に自己の成立不全という問題をかかえており，とりわけ対人関係のような「自己を問われる」場面において困惑し，眼前の他者に「明け渡す」ことで，この問題への直面を回避する。その際には，背水の陣を思わせる緊張感が垣間みられることが多い。しかしＣ男には，自己の成立不全に伴う緊張感はみられなかった。

十一[3)]によれば，自閉症では「先天的な対人性の障害」が存在し，彼らの行動の成り立ちにおいて，他人という存在がそもそも（十分に）前提されておらず，コミュニケーションの根本動因が希薄である。それと同時に彼らには，そもそも自己意識が乏しいともいう[4)]。このような基本病理の存在する彼らも，成長とともに対人関係の構築に迫られるが，その際やはり相手も自分も，一個の人格をもった人とみることが困難なようであり，自動的に相手に合わせてしまう（ないしは相手と「一緒になってしまう」）可能性が存在する。その行動特性こそ自己の全存在を相手に「明け渡す」という自己譲渡であろうが，そのもつ意味は統合失調症患者とは明らかに異なる。このような他人の存在を意識しない人間関係は，Ｃ男でみられたように一気に距離の近づいたものにもなりかねない。しかもエネルギーポテンシャルの低下は基本的にはみられないため，他者からは「しつこい」という印象をもたれてしまうことも少なくない。

■ 他者への「明け渡し」をめぐって──「非定型精神病」の女性の例

> **症例　Ｓ恵の場合**
>
> 46歳の主婦，Ｓ恵[2)]は，21歳時に発病した統合失調感情障害（非定型精神病）の患者である。長年統合失調症として治療されてきたが，35歳時に現在の診断に変更された。彼女は，正直で曲がったことが嫌い，勝気といった性格傾向をもっている。現在夫と子どもとの3人暮らしであり，夫を慕い続けているものの「些細なことで」激しく夫を攻撃する。彼女は常に「私の生き甲斐は何か」といった実存的な不安をかかえ，それに直面すると何かに没頭し始め，まもなく激しい幻覚・妄想状態に陥る。すでに20回ほどの入院歴があるものの，普段の彼女は「情の深い」主婦であり，親族や近隣からの評判もよい（ただし，Ｓ恵自身は抑うつ的であると語っている）。Ｓ恵は最近になって，「夫への情が深すぎる。全部を夫にお任せできれば幸せなのだと思う。それなのにそれができない予感がしていつも不安である」と語っている。彼女は主治医に対しても，きわめて従順であり，常に「先生にすべて任せています」と語る。

■ 同じ「明け渡し」でも，「自己の見つからなさ」が問題である

彼女は自己の存在の危うさを常にかかえている。彼女は夫や主治医に，自分の「全存在を任せる」ないし「任せきる」ことによって，その不安を解消できると信じている[5)]。その精神行動特性自体もまた自己譲渡といえる。しかし彼女が「譲渡」するのは，ごく限られた人であり，そこに存在する病理は，「自己の成立不全」というよりも「自己の存在意味の喪失」といえる。彼女の自己譲渡のもつ意味は，譲渡する対象に自

己の存在を求め，対象に没入（合体）することにより存在不安を忘却することにあるのかもしれない[5]。このような彼女は周囲からみると，情が深く感じられ，また「少女のような純粋さ」を印象づけられる。

■ 同じ「明け渡し」でも，対応方法が異なる

高機能自閉症患者の場合，一見「遠慮深く」見えても，それは他人という存在が（基本的に）前提されていないための行為である可能性がある。すなわち通常なら相談するような事柄も，相談するという概念もないままに過ごしている。仕事場面などでは，むしろ「相談もせずに自己流のやり方」を，しばしば平然と行うことが問題となる。したがって統合失調症患者に対する対応，たとえば保護的モラトリアム〔106頁参照〕の設定は治療的意味が少なく（上述の症例のような反応性の幻覚・妄想状態の前後の一時期には有用と思われる），むしろ実践を通したコミュニケーション技法の獲得に精力を注いだほうがよいと思われる。

「非定型精神病」の場合は，保護的モラトリアムという環境よりも，「すべてお任せできる」誰かの存在が大きい。これらの人物が支持的に接しながら，時間をかけて「自己の存在意味」を過剰に問うことなく生きられるように導く[5]ことが重要なのであろう。

■ 統合失調症以外の精神障害の鑑別の重要性

上にあげた例は，一例にすぎない。嘘のつけなさ，臨機応変さの乏しさや頑なさ，悉無傾向，同時遂行不全，「経験」化不全，幻想的自我同一性，格づけ志向，「超正常者像へのとらわれ」，休めなさ，巧みな少数者としての生き方などに類似した精神行動特性は，高機能自閉症患者においても観察できる。「非定型精神病」患者にも，嘘のつけなさ，頑なさ，幻想的自我同一性，格づけ志向，「超正常者像へのとらわれ」，休めなさ，巧みな少数者としての生き方に類似した精神行動特性が観察されることは少なくない。しかしいずれも，それらの意味するところは，統合失調症患者と異なる。患者が住む世界がそもそも異なっているからである。

先にも述べたように，現在，精神科リハビリテーションの現場においてこれらの障害は，統合失調症と並んで問題となると同時に，統合失調症と誤診されたままリハビリテーションが実施されていることもある。ここではあらためて，それらの障害をもった患者が，どのような世界に住み，それが統合失調症患者とどのように異なっているのかが問われる。残念ながら本書では紙幅の都合で，この点には触れられなかった。別の機会があったら述べてみたいと思う。

●引用文献

1) 広沢正孝：成人に達した高機能広汎性発達障害と統合失調症の鑑別．保坂 隆（編）：精神科，専門医にきく最新の臨床，pp269-271，中外医学社，2005．
2) 広沢正孝：「非定型精神病」の病前性格と病相期における coping の意味．臨床精神病理，13:211-224, 1992.
3) 十一元三：自閉性障害の診断と治療．臨床精神医学，31:1035-1046, 2002.
4) 十一元三，神尾陽子：自閉症者の自己意識に関する研究．児童青年精神医学とその近接領域, 42:1-9, 2001.
5) 広沢正孝：不安と抑うつからみた非定型精神病の精神病理．臨床精神病理，23:191-210,2002.

索引

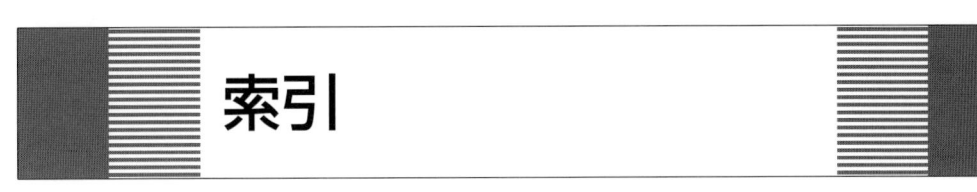

* 太字は主要説明箇所を示す.

欧文

DSM-IV-TR 21
EE（Expressed Emotion） 10
high EE **9**, 71, 87, 109, 126, 147
ICD-10 19
SST 8

和文

あ

アポカリプス期 53
アポフェニー期 53
アンテフェストゥム **57**, 94
アンビバレンス（両価性） 20, 91, 95
「明け渡し」（明け渡す） 109, 111, 112, 138, 147
　——と「遠慮深さ」との相違 106
　——の現象 105
淡い幻想 **129**, 166
安全感 142, 146, 171
安全な場 139

い・う

インフォーマルな患者グループ 107
生き甲斐 82
行き詰まり 50, 106, 125
依存性 108
意固地 102
意欲障害 20
家 156, 165
静い 138
一次症状 37
一念発起 48, 120
一級症状 15, 30
陰性感情 86
陰性症状 **15**, 20, 21
隠居 171
嘘 98

え

エネルギーポテンシャル 43, **44**, 66, 90
エリクソン 155
遠慮深さ 103

お

オイゲン・ブロイラー 15, **24**, 35, 37, 91, 107
「オモテ」と「ウラ」 98, **99**, 105, 114
「オリヅルラン型」 139, 150
老い 155
「恩着せがましい」言い回し 108

か

カイロス的時間 **49**, 54, 64, 65, 170
カオスの世界 53
家屋 156
家族 50, 62, 65, **70**
　——の集いの場 126
　——の病理 9
家族療法 9
家庭症 107, 108, 126, 171
帰る場 157
格づけ 139
格づけ志向 138
格づけ志向性 112
覚醒度の高まり 54
肩書き 134
頑な 102, 112
頑なさ 115, 120, 121
金 142
患者 3
寛解 43
寛解後期 63
寛解後疲弊病相 60
寛解前期 59
感情の「棚上げ」 128

き

基底症状 **88**, 95, 143
休息 142
休養 62, 118
急性期 51
共依存 9
共感 88
共感性 90
共生関係 9
金銭観 96
緊張型 **22**, 54
緊張病性症候群 20

く

クレッチマー 5
クレペリン 23, **24**
クロノス的時間 54

け

「経験」 123, 127
　——と勘 13
「経験」化不全 123
健康者像の歪み 119
「健康」という概念 82
幻覚 19, 21
幻想 27
幻想的自我同一性 129
幻聴 19, 30
現実世界 24, **33**
現実との生命的接触の喪失 36, 121

こ

コンラート 44, **48**, 53
孤独 133
孤立無援 49, 55, 70, 167, 170
故郷 47, 157
故郷回帰 161
故郷性 157
孔子の論語 155
広汎性発達障害 21, 181
考想化声 20

考想察知　29
考想吹入　20, 30
考想奪取　20, 29
考想伝播　20, 29
行動規範　108
行動障害　20
荒唐無稽な妄想　167, 169
高機能自閉症　181
「困った患者さん」　179
昏迷　20

さ

サリヴァン　37, **38**
作業能力の低下　7
再燃　67, 128
再発　67
作為体験　30

し

シュナイダー　15, 29, **30**
シュビング　55
仕事　134
思考障害　19
思春期　26
施設症　**108**, 155, 168
資格　134, 138, 139
自我　**25**, 130
自我障害　**29**, 57, 95, 103
自己　**25**, 130
　──の確立　47
　──の重層化　27, 101, 115
　──の重層化不全　27
　──の重層性　118
　──の成立　25, 101, 149
　──の成立不全　**27**, 99, 103, 104, 111, 113, 118, 121, 129, 130, 138, 140, 146, 161, 182
　──の統合　135
自己管理　7
自己譲渡　**103**, 111, 120, 181
自己同一性　26
自殺　128, 133, 162, 170
自責　126
　──の念　93, 119
自閉　**35**, **106**, 125
自閉性障害　21
自明性の喪失　60, 129
自律神経症状の高まり　48
児戯的　127, 168, 169
時間の連続性　34, 60, 94, 99, 118, 122, 124, 129
失調（統合失調）感情障害　21
疾病　3
悉無傾向　**117**, 121, 122, 135

下田光造　5
社会技能訓練　112
社会構造　139
社会復帰　4
首尾一貫性のなさ　94
執着気質（執着性格）　4, **5**, 148
集団療法　108, 138
集中力の低下　88
重層性の乏しさ　31
出立　47, 157, 161
純粋無垢　98
序列　139
小児自閉症　181
焦燥感　57
障害　3
障害受容　7, 134
情緒　127
情緒性　127
心的エネルギー　61, 143
心的機能　24
心理的な距離　101
診断ガイドライン　20
人格の統合　25, 27, 33

す

ストレス　7
巣立ち　161
巣作り　161
睡眠　54, 60

せ

ゼロからの再出発　120, 124
ゼロからの出発　118
瀬戸際の拒絶　113
生活技能訓練（SST）　8
生活障害　7, **8**
生活特徴　**12**, **97**, 109
生活臨床　**12**, 96, 142
精神科治療　3
精神科リハビリテーション　2, 3
精神行動特性　13, 97
精神疾患　3
精神障害　3
精神障害者　3
精神的エネルギー　44
精神的活力の低下　90
精神病理学　11, 24
精神分析　38
精神分裂病　23

そ

早発痴呆（Dementia praecox）　23
操作的診断　19, 23

　──の限界　22
騒然とした世界　53

た

タイムリーな働きかけ　65
「タテ」の組織と「ヨコ」の関係　140
他者規定的　105, 110, 121
多重人格障害　25
妥協　102
対処　8, 92, 112
対処技能　7
対処行動　38
対象関係　26, **130**
「体験」　123, 127
退行　108, 169
第１の故郷　157
第２の故郷　157
第３の故郷　162, 165
「巧みな少数者」　146
闘い　138
頼りなさ　104, 105
単純型　22

ち

地位　142
知覚障害　19
中間領域　11
長期入院患者　158, 169
超正常者像　68, 135, 143, 165, 171
　──への呪縛　172

つ

疲れ　90, 95, 120, 143
疲れやすさ　88, 110

て

デイケア　143
適宜な対人(的)距離　101, 114
適切な(適当な)距離　26, 118, 122

と

トレマ　48
途絶　20
当事者　3
統合指向性　48
統合失調感情障害　181
統合失調症　23
統合失調症後抑うつ　60
統合能力　118, 122, 124
同一化　26, 68
同時遂行不全　121

動機　38, 65
動機づけ　7, 134

な

内的世界　**33**, 35
内発的動機　64, 146
懐かしさ　128

に

二次症状　37
二重見当識　24, 34
二重帳簿　24, 34
日常用語　2
忍耐力の低下　88
認知行動療法　7, **8**
認知障害　19

の

ノーマライゼーション　5
残された能力　127

は

破瓜型　**22**, 54, 61, 104, 109, 167
場　139
発達段階　155
範例指向性　48
晩期寛解　82

ひ

ビンスワンガー　124
非定型精神病　181, 182
疲労　115, 122
秘密　98, 147
病的幾何学主義　121
病的合理主義　121
病棟内の「困った患者さん」　179

ふ

フーバー　88
フェアシュティーゲンハイト
　（Verstiegenheit）　49
フロイト　37, **38**, 91
ブランケンブルグ　129, 134
不確実さ・不確実感　31, 32
分裂気質　4, **5**, 6, 154

ほ

ホスピタリズム　108
ポストフェストゥム　58
保護的モラトリアム　106, 183
母性性　55
「盆」の風習　157

ま

貧しい自閉　35
迷いやすさ　106, **109**, 121
慢性化　65
慢性期　154

み

ミンコフスキー　35, **36**, 121, 154
未体験性　126

む・め

無為・自閉　35
無条件でいてよい居場所　150, 162, 165, 166
無名性　147, 149
名誉　134, 142

も

妄想　19, 21, 103, 132

妄想型　**22**, 54, 61, 167
妄想気分　37, **38**, 48
妄想主題　165
妄想世界　24, **33**
妄想テーマ　161, 165

や

ヤスパース　29, **30**
「ヤマイモ型」　139, 150
休めなさ　142

ゆ

融通性のなさ　115, 121
豊かな自閉　35

よ

寄る辺　106
陽性症状　15, 37, **43**

ら・り

ライフサイクル　154, 155
リハビリテーション　4
リバーマン　7
了解　6
両価性　20, 91, 95
両価的感情　122, 133
臨界期　56
臨機応変さ　125

ろ

労働　134, 146
労働観　96

わ

われわれという体験　55